Sarah Wuttke

Bewältigungsstrategien bei psychischen und physischen Belastungen

Eine Analyse des Studiengangs „Pflege Dual"

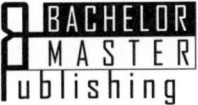

Wuttke, Sarah: Bewältigungsstrategien bei psychischen und physischen Belastungen: Eine Analyse des Studiengangs „Pflege Dual". Hamburg, Bachelor + Master Publishing 2015

Originaltitel der Abschlussarbeit: Bewältigungsstrategien bei psychischen und physischen Belastungen durch den Studiengang „Pflege Dual" · eine Analyse der Studierenden in „Pflege Dual 2016" an der FH Münster

Buch-ISBN: 978-3-95820-391-4
PDF-eBook-ISBN: 978-3-95820-891-9
Druck/Herstellung: Bachelor + Master Publishing, Hamburg, 2015
Coverbild: pixabay.com
Zugl. Fachhochschule Münster, Münster, Deutschland, Bachelorarbeit, Juni 2014

Bibliografische Information der Deutschen Nationalbibliothek:
Die Deutsche Nationalbibliothek verzeichnet diese Publikation in der Deutschen Nationalbibliografie; detaillierte bibliografische Daten sind im Internet über http://dnb.d-nb.de abrufbar.

© Bachelor + Master Publishing, Imprint der Diplomica Verlag GmbH
Hermannstal 119k, 22119 Hamburg
http://www.diplomica-verlag.de, Hamburg 2015
Printed in Germany

Inhalt

1. Einleitung

Die vorliegende Bachelorarbeit befasst sich mit den „Bewältigungsstrategien bei psychischen und physischen Belastungen durch den Studiengang „Pflege Dual" der Studierenden in „Pflege Dual 2016" an der Fachhochschule Münster." Die Autorin ist seit April 2013 selbst als Lerncoach für die Betreuung der „Pflege Dual"-Studierenden 2017 in Lünen und in Paderborn zuständig. Im Rahmen ihrer Tätigkeit ist ihr immer wieder aufgefallen, welchen ganz unterschiedlichen Belastungen die Studierenden durch ihre Ausbildung und das duale Studium ausgesetzt sind. Darüber hinaus weiß die Verfasserin aus eigener Erfahrung, wie anstrengend die Ausbildung zur „Gesundheits- und Krankenpflegerin" und ein Studium sind. Aus diesen Gründen entstand bei der Autorin der Wunsch, sich im Rahmen der Bachelorarbeit mit dem Thema „Bewältigungsstrategien bei psychischen und physischen Belastungen durch den Studiengang „Pflege Dual" der Studierenden in „Pflege Dual 2016" an der Fachhochschule Münster" näher auseinanderzusetzen.

Die Verfasserin hat im Rahmen ihres Studiums in unterschiedlichen Seminaren viel über die Moderation und Moderationsmethoden gelernt. Aus diesen Gründen entschied sich die Autorin, die psychischen und physischen Belastungen und die Bewältigungsstrategien der „Pflege Dual"-Studierenden im Rahmen einer Moderationssitzung auf der Exkursion am 9. April 2014 in Freckenhorst zu erheben.

Zu Beginn der Arbeit wird der Studiengang „Pflege Dual" vorgestellt. Es schließen sich theoretische Grundlagen zu Belastungen und Bewältigungsstrategien anhand des Modells der Salutogenese von Aaron Antonovsky an. Im darauf folgenden Teil der Arbeit wird der Moderationszyklus erklärt, und die einzelnen Moderationsphasen werden genauer beschrieben. Anschließend erläutert und begründet die Verfasserin ihre Auswahl der Moderationsmethoden, die sie für das Auswertungsseminar der „Pflege Dual"-Studierenden 2016 an der Fachhochschule Münster am 09. April 2014 in Freckenhorst ausgewählt hat. Daran schließt sich eine Auswertung der Moderationssitzung mit Ergebnisdarstellung an. Im weiteren Verlauf der Arbeit wird die Autorin ihre erhobenen Ergebnisse aus dem Auswertungsseminar mit den im vorderen Teil der Arbeit beschriebenen Grundlagen zu den Bewältigungsstrategien nach dem Modell der Salutogenese abgleichen. Zum Ende der Arbeit werden die von den Studierenden gewünschten Unterstützungsmaßnahmen von Seiten der Pflegeschulen und der Fachhochschule Münster dargestellt. Darüber hinaus wird die Verfasserin ihre Ergebnisse vorstellen und einige Empfehlungen für weitere Unterstützungsmaßnahmen sowohl von der Seite der Pflegeschulen als auch von seiten der

Fachhochschule Münster auflisten. Um den Lesefluss nicht zu behindern, verwendet die Autorin in der gesamten Arbeit nur die männliche Form.

2. Vorstellung des Studiengangs „Pflege Dual"

Im Folgenden wird der Studiengang „Pflege Dual" an der Fachhochschule Münster vorgestellt. Anschließend erfolgt eine Erläuterung zu den Aufgaben, Funktionen und der Unterstützung der Studierenden durch die Lerncoaches.

2.1 Der Studiengang „Pflege Dual"

Durch den gesellschaftlichen Wandel, der eine Umkehrung der Alterspyramide zur Folge hat, haben sich die Ansprüche an den Pflegebereich geändert. Um im pflegerischen Bereich eine höhere Qualifikation zu erlangen, musste zunächst die dreijährige Berufsausbildung durchlaufen und im Anschluss daran ein Bachelorstudium von weiteren drei Jahren absolviert werden. Daraus ergab sich eine Gesamtausbildungszeit von sechs Jahren, welche verhältnismäßig lang ist. Um diese Ausbildungszeit zu verkürzen, forderte der Deutsche Pflegerat e.V. die Entwicklung von dualen Studiengängen (Richter, Rogalski & Oppermann, 2008, S. 660 - 661).

Das Studium wird parallel zur Ausbildung durchlaufen, wodurch die Studierenden neue Erkenntnisse aus dem Studium in die Praxis transferieren und in der Praxis gewonnene Erfahrungen im Studium reflektieren können. Durch die Verzahnung von Ausbildung und Studium verkürzt sich die gesamte Ausbildungszeit um anderthalb Jahre (Richter, Rogalski & Oppermann, 2008, S. 661 - 662). Im Jahr 2012 berichten Moers, Schöniger und Böggemann von insgesamt fünf „Verschränkungsmodellen" (Moers, Schöniger, Böggemann, 2012, S. 237) in Deutschland, bei denen die Ausbildung zum Gesundheits- und (Kinder-) Krankenpfleger sowie ein Teil des Bachelorstudiums parallel verlaufen (Moers, Schöniger, Böggemann, 2012, S. 240). Darüber hinaus existierten zu diesem Zeitpunkt Deutschland weit 17 „Ergänzungsmodelle" (Moers, Schöniger, Böggemann, 2012, S. 235 - 236), bei denen ein pflegespezifisches Studium sowohl ausbildungsbegleitend, als auch nach bereits abgeschlossener Berufsausbildung begonnen werden kann (Moers, Schöniger, Böggemann, 2012, S. 239 – 240). Inzwischen sind diesen pflegespezifischen Dualen Studiengängen sicher noch einige hinzugekommen wie zum Beispiel der Studiengang „Pflege Dual" an der Fachhochschule in Münster, der im Sommersemester 2012 begonnen hat (Schwermann & Ostermann, 2013, S. 274).

Seit dem Sommersemester 2012 wird in Münster an der Fachhochschule der Studiengang „Pflege Dual" angeboten. Die Fachhochschule Münster kommt damit den Empfehlungen des Wissenschaftsrates nach, dass pro Ausbildungsjahrgang etwa 10 bis 20 Prozent der Auszubildenden gleichzeitig einen Bachelorabschluss erzielen sollen. Ziel ist es, qualifizierte Fachkräfte auszubilden, die den zunehmenden Aufgaben im pflegerischen und gesundheitlichen Bereich trotz der durch den demografischen Wandel bedingten Herausforderungen gerecht werden, um die Versorgung der Gesellschaft bestmöglich zu gewährleisten. Pflegekräfte mit Hochschulabschluss sollen ihr pflegerisches Handeln auf wissenschaftlichen Erkenntnissen begründen und ihre Arbeit stets reflektieren. Darüber hinaus ist es ihre Aufgabe, bestehende Versorgungsstrukturen kritisch zu hinterfragen. Im Rahmen des Studiums werden Kompetenzen erworben, um komplexere pflegerische Tätigkeiten selbstständig durchzuführen und um sich mit anderen Bezugsgruppen des Gesundheitswesens über die Pflege und Versorgung der Patienten auszutauschen (Schwermann & Ostermann, 2013, S. 274).

Die Fachhochschule Münster hat zunächst mit fünf Pflegeschulen aus Nordrhein-Westfalen kooperiert. Diese sind die Evangelische Ausbildungsstätte des Münsterlandes für pflegerische Berufe e.V., die Katholische Schule für Gesundheits- und Pflegeberufe in Dortmund, die Zentrale Krankenpflegeschule am St. Franziskus Hospital in Ahlen, die Schule für Gesundheitsberufe am St. Franziskus Hospital in Münster und das Westfälische Ausbildungsinstitut für Gesundheitsberufe Lünen e.V. (Fachbereich Pflege und Gesundheit der Fachhochschule Münster, 2013). Inzwischen sind drei weitere Kooperationspartner hinzu gekommen, die Kranken- und Kinderkrankenpflegeschule der St. Vincenz-Krankenhaus GmbH in Paderborn, der Landwirtschaftsverband Westfalen-Lippe (LWL) LWL-Akademie für Gesundheits- und Pflegeberufe staatlich anerkannter Schulen für Gesundheits- und Krankenpflege und das Berufsförderungswerk Hamm GmbH Fachseminar für Altenpflege (Fachbereich Pflege und Gesundheit der Fachhochschule Münster, 2013). Nach bestandener Probezeit wird von allen acht Pflegeschulen insgesamt 50 Auszubildenden pro Jahrgang die Chance eröffnet, neben der Ausbildung einen ersten Hochschulabschluss zu erwerben (Schwermann & Ostermann, 2013, S. 274).

Um sich für den Studiengang „Pflege Dual" bewerben zu können, benötigen die Auszubildenden die Hochschulreife, die Fachhochschulreife oder eine gleichwertige Qualifikation. Außerdem brauchen die Studierenden einen Ausbildungsvertrag bei einem der Kooperationspartner über eine dreijährige Ausbildung in der Gesundheits- und (Kinder-) Krankenpflege oder in der Altenpflege. Darüber hinaus müssen sie von ihrer Pflegeschule eine Referenzbescheinigung vorlegen (Fachbereich Pflege und Gesundheit der Fachhochschule Münster, 2013).

Von den einzelnen Modulen des Studiengangs bauen einige auf den Ausbildungsinhalten auf, und andere qualifizieren für eine spätere Arbeitsstelle. Im Rahmen eines Fernstudiums werden 120 Credit Points während der Ausbildung erworben, von denen 80 Credit Points durch pflegerische Leistungen angerechnet und 40 Credit Points durch das erfolgreiche Abschließen von Prüfungen an der Fachhochschule erreicht werden. Um den Abschluss „Bachelor of Science" zu erwerben, müssen die Studierenden nach Abschluss der Ausbildung weitere drei Semester an der Fachhochschule in Präsenzzeit studieren (Schwermann & Ostermann, 2013, S. 274 - 275).

In den ersten fünf Semestern haben die Studierenden jeweils vier Studienbriefe mit Unterstützung ihrer jeweiligen Lerncoaches zu erarbeiten. Dabei sind die „Pflege Dual"-Studierenden nur sechs Tage pro Semester an der Fachhochschule. Darüber hinaus besteht die Möglichkeit, sich untereinander über die Lernplattform „Ilias" auszutauschen sowie sämtliche Informationen rund um das Studium zu erhalten. Die „Kollegiale Beratung" zu Beginn jeder Präsenzwoche in den ersten vier Semestern ist ein weiteres Unterstützungsangebot der Fachhochschule. Die Studierenden erhalten dadurch die Chance, sich gegenseitig Tipps in Bezug auf Probleme durch die Doppelbelastung von Ausbildung und Studium zu geben. Während des fünften Semesters finden keine Veranstaltungen an der Fachhochschule statt, damit sich die Studierenden in Ruhe auf ihren Ausbildungsabschluss konzentrieren können. Ab dem sechsten Semester finden für die Studierenden wöchentliche Lehrveranstaltungen statt. Zusätzlich wählen die Studierenden ein Projekt und belegen eine Wahlvertiefung. Das Projekt läuft bis zum Ende des siebten Semesters. Neben dem Projekt haben die Studierenden im siebten Semester nur noch zwei Wahlvertiefungen. Während des achten Semesters schreiben die Studierenden ihre Bachelorarbeit und haben nur noch das Modul der praktischen Pflegeforschung zu besuchen. Der Bachelorabschluss bietet den Studierenden die Möglichkeit, auch auf dem internationalen Arbeitsmarkt später eine Anstellung zu finden. Die Verzahnung von Ausbildung und Hochschulstudium trägt dazu bei, dass die Studierenden weitere Kompetenzen erlangen (Fachbereich Pflege und Gesundheit der Fachhochschule Münster, 2013).

Spätere Arbeitsmöglichkeiten der „Pflege Dual"-Studenten ergeben sich aus den Bereichen Pflegewissenschaften und Pflegetheorien sowie daraus, pflegerische Tätigkeiten kritisch zu reflektieren, zu evaluieren und in das pflegerische Arbeiten zu integrieren. Außerdem können die Studierenden durch Case-Management-Methoden die strukturierte und zielgerichtete

Versorgung von pflegebedürftigen Menschen und von Menschen mit chronischen Erkrankungen sicherstellen. Die Studierenden haben die Möglichkeit, im Bereich der Patientenedukation zu arbeiten und Qualitätszirkel einzurichten, in denen man die pflegerische Qualität kritisch hinterfragt. Des Weiteren können die Studierenden im Bereich der Netzwerkarbeit und des Schnittstellenmanagements tätig werden. Sie haben die Möglichkeit, Vorbereitungen für eine Überprüfung des Medizinischen Dienstes der Krankenkassen zu treffen, und können in Ethikkomitees arbeiten (Schwermann & Ostermann, 2013, S. 274).

2.2 Die Betreuung durch Lerncoaches

Da die „Pflege Dual"-Studierenden durch die Doppelbelastung, Ausbildung und Studium parallel zu durchlaufen, hohen Anforderungen ausgesetzt sind, stellt die Fachhochschule Münster ihnen sogenannte Lerncoaches an die Seite, die die Studierenden bei der Erarbeitung der Studienbriefe unterstützen sollen. Diese Lerncoaches sind aus dem Studiengang BA BIG (= Bachelor Berufspädagogik im Gesundheitswesen), der die Studierenden zu Lehrkräften für Pflegeschulen ausbildet, und haben bereits mindestens zwei Semester an der Fachhochschule Münster studiert. Die Fachhochschule bemüht sich darum, für jede der kooperierenden Ausbildungsstätten einen Lerncoach zu finden, der sich mit den Studierenden einmal pro Woche oder alle zwei Wochen trifft (Schwermann, 2012, S. 2).

Aufgabe der Lerncoaches ist es, die regelmäßig stattfindenden Treffen zu planen und zu organisieren. Sie sollen die Studierenden beim Lernen begleiten und mit ihnen über die Inhalte der Studienbriefe in einen Dialog kommen. Darüber hinaus geben Lerncoaches Tipps zum effektiveren Lernen und versuchen, über offene Fragen die Kompetenzen der Studierenden im Bereich der Recherchearbeit zu erhöhen. Des Weiteren geben die Lerncoaches aktuelle Informationen von Seiten der Fachhochschule weiter oder stehen für Fragen wie z.B. den Ablauf von Klausuren oder das Verfassen von Hausarbeiten zur Verfügung. Außerdem ist es Aufgabe der Lerncoaches, den Studierenden bei Bedarf Tipps zu ihrem Zeitmanagement zu geben und sie in arbeitsintensiven Zeiten zu motivieren und zu bestärken (Schwermann, 2012, S. 2 & 4).

Den Lerncoaches wird an der entsprechenden Pflegeschule pro Woche für eineinhalb Stunden oder alle zwei Wochen für drei Stunden ein Raum zur Verfügung gestellt, in dem die Gruppentreffen mit den Studierenden stattfinden können. Die Fachhochschule stellt den Lerncoaches pro Einrichtung einen Moderationskoffer zur Verfügung. Außerdem besteht die

Möglichkeit, sich vom Fachbereich Pflege und Gesundheit einen tragbaren Beamer für die Lerncoachtreffen auszuleihen. Für ihre Arbeit erhalten die Lerncoaches einen Vertrag von der Fachhochschule Münster über einen Jahresstundenumfang von 120 Stunden, die jeweils mit 8,02 Euro vergütet werden. Der Stundenumfang ergibt sich durch die Lerncoachtreffen, die Vorbereitungszeit der Treffen, aus den zwei Evaluationstreffen, die pro Semester an der Fachhochschule stattfinden, der Mitgestaltung des ersten Tages der Studierenden an der Fachhochschule sowie einem vierstündigem Vorbereitungstreffen, in dessen Rahmen die Lerncoaches auf ihre Arbeit vorbereitet werden (Schwermann, 2012, S. 3).

Durch die Lerncoaches werden die Studierenden in den ersten vier Semestern bei der Erarbeitung der jeweiligen Studienbriefe an ihrer entsprechenden Pflegeschulen unterstützt (Fachbereich Pflege und Gesundheit der Fachhochschule Münster, 2013). Für Rückfragen und auftretende Probleme steht den Lerncoaches aktuell Frau Meike Schwermann als Studiengangleitung zur Verfügung (Schwermann, 2012, S. 4).

3. Theoretische Grundlagen zu Belastungen und Bewältigungsstrategien

Nachfolgend wird erläutert, was Belastungen generell sind und wie sie sich im Laufe der letzten Jahre verändert haben. Anschließend werden einige psychische und physische Belastungen mit ihren Symptomen näher beschrieben. Es schließt sich die Beschreibung von Bewältigungsstrategien an. Diese werden an Hand des Modells der Salutogenese von Aaron Antonovsky erläutert.

3.1 Belastungen und deren Wandel in den letzten Jahren

Als Belastungen bezeichnet man Faktoren, die von außen auf den Menschen einwirken. Diese werden unterteilt in aufgabenbezogene Anforderungen, z.B. einen schlechten Informationsfluss oder das Arbeiten unter Zeitdruck, in das Arbeitsumfeld, z.B. eine zu warme oder kalte Arbeitsumgebung, in die Hilfsmittel, z.B. ungeeignetes Werkzeug, in das Arbeitsklima und die Organisationsstruktur, z.B. Probleme mit Kollegen oder im Schichtdienst zu arbeiten, und in Faktoren, die durch die Gesellschaft geprägt wurden wie beispielsweise das Ansehen in der Gesellschaft. Ob sich die Einflussfaktoren auf eine Person als schädlich erweisen, hängt maßgeblich von dem individuellen Empfinden der Person ab (Poppelreuter & Mierke, 2005, S. 15 - 17). In der heutigen Zeit herrschen ganz andere Arbeitsbedingungen als früher, wodurch die Arbeitenden auch anderen Belastungen ausgesetzt sind. Früher waren die Arbeitenden vorrangig körperlichen Belastungen ausgesetzt, während heutzutage eher psychische Belastungen im Vordergrund stehen (Poppelreuter & Mierke, 2005, S. 15).

In den letzten zwanzig Jahren haben sich die Gesellschaft und das Leben enorm verändert. Während damals der Großteil der Bevölkerung in der Industrie tätig war, sind heute die meisten Menschen in der Dienstleistungsbranche beschäftigt. Durch diesen Wandel haben sich auch die Belastungen der Arbeitnehmer stark geändert. Während damals Lärm, Staub und Hitze oder Kälte die größten Belastungen für die arbeitende Bevölkerung darstellten, sind es heute eher Zeitdruck, die Angst, den Arbeitsplatz zu verlieren, und Überforderung. Durch den schnellen Fortschritt sind die Menschen zudem zu lebenslangem Lernen aufgefordert, um ihren Arbeitsplatz zu behalten (Kaluza, 2012, S. 52 - 54).

Heutzutage ist in der Gesellschaft viel von Stress die Rede. Als Stress bezeichnet man die Reaktionen eines Menschen auf Belastungen. Hält dies über einen längeren Zeitraum an, so führt dies zu gesundheitlichen Schäden. Stress ist eine der größten gesundheitlichen

Risikofaktoren des modernen Menschen (Kaluza, 2012, S. 4). Alle äußeren Anforderungen stellen Stressoren dar, die eine Stressreaktion im Menschen auslösen können. Stress entsteht nur, wenn der betroffenen Person keine passenden Bewältigungsstrategien für die Anforderung zur Verfügung stehen (Kaluza, 2012, S. 8 - 9). Je mehr solcher Stresssituationen gleichzeitig auftreten, umso eher potenziert sich der Stress. Er kann aber auch über das Erlernen von Entspannungstechniken oder durch sportliche Aktivitäten reduziert werden (Kaluza, 2012, S. 11 - 12).

Stress entsteht immer durch eine äußere Belastung und persönliche Stressverstärker, also die fehlende Möglichkeit, Stress abzubauen (Kaluza, 2012, S. 14). Im Laufe der Evolution haben sich die Stresssituationen geändert, die körperlichen Reaktionen darauf aber nicht. Während der Urmensch früher auf Kampf oder Flucht eingestellt war, sind die Menschen heute zumeist nicht in der Lage, diese Urtriebe umzusetzen. Kommt es zu Dauerstress, so besteht die Gefahr einer gesundheitlichen Schädigung (Litzcke, Schuh & Pletke, 2013, S. 18). Symptome wie eine Weitung der Pupillen, ein Anstieg des Blutdrucks und das Bereitstellen von Energie sind nur ein Teil der noch aus der Urzeit stammenden Symptome, um für den Angriff oder die Flucht gerüstet zu sein. Damals waren sie überlebensnotwendig (Litzcke, Schuh & Pletke, 2013, S. 21). Kurzeitig sind diese Symptome gut, um leistungsfähig zu sein, langfristig bergen sie ein erhöhtes Krankheitsrisiko für Herz-Kreislauf-Erkrankungen und Diabetes (Kaluza, 2012, S. 33 - 36).

Stress entsteht durch ganz unterschiedliche Einflussfaktoren. So können Konflikte mit den Arbeitskollegen oder auch die Gedanken, die man sich vor einer besonderen Situation macht, zu Stressreaktionen führen (Kaluza, 2012, S. 49 - 50). Des Weiteren zählt auch die soziale Isolation zu Stress (Litzcke, Schuh & Pletke, 2013, S. 3) oder das Fehlen von beruflichen Aufstiegsmöglichkeiten (Litzcke, Schuh & Pletke, 2013, S. 9). Darüber hinaus rufen auch eine hohe Arbeitsdichte und mangelnde Anerkennung Stresssituationen hervor (Kaluza, 2012, S. 52 - 54).

3.1.1 Psychische Belastungen

Der Begriff psychisch stammt aus dem Griechischen und bedeutet, dass etwas die Seele betrifft oder sich seelisch auswirkt (Meyers Lexikonredaktion, 1999b, S. 53). Heutzutage zählen Reizüberflutung oder auch Enttäuschung zu psychischen Belastungen (Litzcke, Schuh & Pletke, 2013, S. 18). Auch der Leistungsdruck durch zu viele oder zu hohe Anforderungen an einen Menschen und der Zeitdruck, zu viele Aufgaben in einer zu kurzen Zeit erledigen zu müssen, zählen zu den psychischen Belastungen (Kaluza, 2012, S. 48).

Psychische Belastungen entstehen oft durch Arbeitsplätze mit hoher Verantwortung, aber gleichzeitig einem sehr kleinen Handlungsspielraum (Litzcke, Schuh & Pletke, 2013, S. 28). Erste Anzeichen für psychische Belastungen sind ein Grübeln, die Beobachtungsfähigkeit verringert sich, die Realität wird nicht mehr richtig wahrgenommen, der Betroffene lässt sich schnell ablenken, und seine Merkfähigkeit nimmt ab. Spätere Symptome sind Panikattacken und Angstzustände (Litzcke, Schuh & Pletke, 2013, S. 18 - 20).

3.1.2 Physische Belastungen

Der Begriff physisch beschreibt, dass etwas körperlich zum Ausdruck kommt oder dass sich etwas auf den Körper auswirkt (Meyers Lexikonredaktion, 1999a, S. 176). Stress führt zu körperlichen Symptomen wie z.B. einem beschleunigten Herzschlag, die Muskeln spannen sich an, und die Atmung wird schneller. Ziel ist es, in der Stresssituation möglichst schnell zu handeln. Hält diese Situation über einen längeren Zeitraum an, so hat dieses gesundheitliche Folgen und führt zu Erschöpfungszuständen. Stress führt auf der physischen Ebene zu Ungeduld, übermäßigem Rauchen und Kaffee trinken sowie unorganisiertem Arbeiten und Aggressivität. Des Weiteren kann er zu innerer Unruhe, Wut, Angst, Black out und Konzentrationsmangel führen (Kaluza, 2012, S. 11).

Dauerstress hat zur Folge, dass ein erhöhtes Risiko für Herz-Kreislauf-Erkrankungen, Magengeschwüre, Diabetes, Bluthochdruck, Schlafprobleme, Migräne und chronische Müdigkeit entstehen (Litzcke, Schuh & Pletke, 2013, S. 23 - 24). Oft führt Stress zu einem erhöhten Alkohol- und Zigarettenkonsum, der ebenfalls gesundheitsschädlich ist (Kaluza, 2012, S. 37).

3.2 Bewältigungsstrategien am Modell der Salutogenese von Aaron Antonovsky

Im Folgenden wird das Modell der Salutogenese vorgestellt. Dazu wird zunächst auf den Entstehungshintergrund eingegangen, und es werden die Grundlagen des Modells erläutert. Anschließend werden das Kohärenzgefühl und die drei zentralen Komponenten des Modells dargestellt. Zum Schluss wird noch auf die Widerstandsressourcen und den Umgang mit Stressoren eingegangen.

3.2.1 Entstehung und Grundlagen der Salutogenese

In den 1970er Jahren entwickelte Aaron Antonovsky das Modell der Salutogenese. Dieses will Menschen befähigen, sich aktiv an ihrer Gesunderhaltung zu beteiligen (Poser, 2014, S. A-5 – A-6). Antonovsky geht der Frage nach, was Menschen gesund erhält (Maoz, 1998, S. 16). Das Wort „Salutogenese" leitet sich von dem lateinischen Wort „Salus" ab, das so viel bedeutet wie: „Unverletztheit, Heil, Glück" (Bengel, Strittmatter & Willmann, 2001, S. 24) und von dem griechischen Wort „Genese", welches übersetzt „Entstehung" heißt (Bengel, Strittmatter & Willmann, 2001, S. 24).

Bis in die 1970er Jahre gingen die Mediziner von einem dichotomen Gesundheitsverständnis aus, in dem Menschen entweder gesund oder krank waren. Antonovsky entwickelte in seinem Modell der Salutogenese ein Gesundheits-Krankheits-Kontinuum, auf dem sich der Mensch zwischen den beiden Polen stetig hin und her bewegt (Poser, 2014, S. A-7).

Die beiden Pole „Gesund" und „Krank" werden auf dem Gesundheits-Krankheits-Kontinuum nie ganz erreicht. Jeder Mensch hat, auch wenn er gesund ist, kranke Anteile in sich und umgekehrt. Es geht also um die Frage, an welcher Stelle des Kontinuums ein Individuum steht und wie viel Distanz zwischen ihm und dem Pol „Gesund" liegt. Die Position auf dem Gesundheits-Krankheits-Kontinuum wird maßgeblich von dem Wohlbefinden eines Menschen beeinflusst. Darüber hinaus wirken sich Stressoren ebenfalls auf die Position des Individuums aus (Poser, 2014, S. A-10 – A-11). Die aktive Anpassung an eine Lebenswelt, die unterschiedliche Stressoren bereithält, bezeichnet man als Salutogenese (Sack & Lamprecht, 1998, S. 327).

3.2.2 Das Kohärenzgefühl

Um der Frage nachzugehen, was Menschen gesund hält, müssen persönliche Einflussfaktoren in Betracht gezogen werden, die das Individuum vor einem Erkranken schützen. Diese bezeichnet Antonovsky als das Kohärenzgefühl (Poser, 2014, S. A-7). Es entwickelt sich in den ersten zehn Lebensjahren und lässt sich bis zum 30sten Lebensjahr noch beeinflussen, bleibt dann weitestgehend stabil (Bengel, Strittmatter & Willmann, 2001, S. 30 - 31). Später sind nur noch kleinere Änderungen in jeder Richtung möglich (Sack & Lamprecht, 1998, S. 327 - 328). Das Wort „Kohärenz" bedeutet „Zusammenhang" oder auch „Stimmigkeit" (Bengel, Strittmatter & Willmann, 2001, S. 28).

Antonovsky definierte das Kohärenzgefühl (sense of Coherence) als

> „…eine allgemeine Einstellung, die das Ausmaß eines umfassenden, dauerhaften, zugleich aber dynamischen Vertrauens beschreibt, daß [sic] die innere und äußere Umwelt vorhersagbar und überschaubar ist und daß [sic] sich die Dinge so gut entwickeln werden, wie vernünftigerweise erwartet werden kann." (Antonovsky, 1987, zit. nach Sack & Lamprecht, 1998, S. 326).

Je nach Ausprägung des Kohärenzgefühls entscheidet sich, an welcher Position des Gesundheits-Krankheits-Kontinuums sich ein Mensch befindet (Antonovsky, 1997, S. 33). Je flexibler eine Person auf neue Situationen reagiert, umso stärker ausgeprägt ist ihr Kohärenzgefühl (Antonovsky, 1997, S. 184). Auch die individuelle Bewertung und Bewältigung hängt von der Ausprägung des Kohärenzgefühls und den auf das Individuum einwirkenden Umwelteinflüssen ab (Poser, 2014, S. A-11). Das Kohärenzgefühl wirkt mit bei den kognitiven Entscheidungen, ob eine Anforderung als Stressor oder Nicht-Stressor eingestuft wird, und aktiviert anschließend Widerstandsressourcen. Diese bauen Spannungszustände ab und beeinflussen somit das Gesundheitsverhalten (Bengel, Strittmatter & Willmann, 2001, S. 37).

Das Kohärenzgefühl ist dynamisch, da es sich immer wieder an neue Situationen und Bedingungen anpasst (Bengel, Strittmatter & Willmann, 2001, S. 29). Individuen mit einem starken Kohärenzgefühl haben eine feste Identität gebildet (Antonovsky, 1997, S. 42). Das Kohärenzgefühl ist von der individuellen Grundeinstellung zum Umgang mit unvorherseh-baren oder negativen Erlebnissen abhängig. Darüber hinaus wird es dadurch beeinflusst, dass das Individuum weiß, dass es diese Anforderungen bewältigen kann. Die Einstellung dazu ist in der Persönlichkeit verankert und über eine längere Zeit stabil (Sack & Lamprecht, 1998, S. 326). Das Kohärenzgefühl macht also eine Aussage darüber, wie gut Umwelteinflüsse für ein Individuum vorhersehbar und bewältigbar sind. Außerdem sagt das Kohärenzgefühl etwas darüber aus, wie sinnvoll ein Mensch sein Leben ansieht (Antonovsky, 1997, S. 36).

Je besser der Mensch seine Umwelt versteht und seine Möglichkeiten sieht, aktiv Einfluss auf sein Leben zu haben, umso höher ist das Kohärenzgefühl. Ein hohes Kohärenzgefühl spricht für eine große Zahl an Widerstandsressourcen, die ein Mensch in Krisensituationen freisetzen kann (Poser, 2014, S. A-10).

Auch das Kohärenzgefühl kann auf einem Kontinuum betrachtet werden. Steht ein Mensch näher am Pol des starken Kohärenzgefühls, so macht er auch eher kohärenzgefühlstärkende Erfahrungen (Antonovsky, 1997, S. 44). Das heißt, dass das Kohärenzgefühl steigt, wenn sich in den persönlich bedeutsamen Bereichen vieles als handhabbar, verstehbar und bedeutsam erweist (Antonovsky, 1997, S. 39). Es wird durch bestimmte Lebenserfahrungen gebildet:

- Eine in sich stimmige Welt, die bestimmte Gesetzmäßigkeiten aufzeigt, der Mensch kann die Welt verstehen. Das heißt, dass das Individuum die Welt als verstehbar erlebt (Brucks, 1998, S. 28 - 29).

- Ein Ausgleich zwischen Arbeit und Pausen sorgt dafür, dass die Aufgaben des Lebens zu bewältigen sind. Es entsteht ein Gefühl der „Handhabbarkeit" (Brucks, 1998, S. 28 - 29).

- Durch eigenes Engagement hat man die Chance, gesellschaftliche Prozesse mit zu gestalten, wodurch ein Gefühl der „Bedeutsamkeit" entsteht (Brucks, 1998, S. 28 - 29).

3.2.3 Die zentralen Komponenten Verstehbarkeit, Handhabbarkeit und Bedeutsamkeit

Das Kohärenzgefühl setzt sich aus den Komponenten „Verstehbarkeit, Handhabbarkeit und Bedeutsamkeit" zusammen, die sich voneinander abgrenzen lassen, aber sich gegenseitig beeinflussen (Poser, 2014, S. A-8 – A-9).

Die Komponente Verstehbarkeit (Comprehensibility) sagt aus, dass jegliche Einflüsse als strukturiert und vorhersehbar eingeordnet werden können. Sollten sie unvorhersehbar eintreten, so kann man einen Zusammenhang sehen und diesen erklären (Antonovsky, 1997, S. 34). Spätestens im Nachhinein lassen sich unvorhersehbare Lebensereignisse in den Kontext einordnen (Sack & Lamprecht, 1998, S. 326).

Die zweite Komponente nennt Antonovsky Handhabbarkeit (Manageability). Diese macht eine Aussage darüber, wie hoch das Wissen des Individuums ist, dass es, egal was passiert, entsprechende Bewältigungsstrategien zur Verfügung hat, um dieses Ereignis zu durchstehen. Menschen mit einem niedrigen Kohärenzgefühl denken, dass die Dinge ihnen schicksalsmäßig zustoßen, während Personen mit einem hohen Kohärenzgefühl diese Einflüsse als Herausforderungen betrachten, denen man sich stellen muss (Antonovsky, 1997, S. 35). Das Individuum mit stark ausgeprägtem Kohärenzgefühl hat Vertrauen in die eigene Person, dass es der Herausforderung entsprechende Bewältigungsstrategien besitzt und diese passend einsetzen kann (Sack & Lamprecht, 1998, S. 326). Diese Ressourcen können in der eigenen

Person liegen, im Freundes- und Bekanntenkreis oder vom Glauben her kommen (Bengel, Strittmatter & Willmann, 2001, S. 29).

Die dritte und letzte Komponente ist die Bedeutsamkeit oder auch Sinnhaftigkeit (Meaningfulness). Sie spiegelt wider, wie hoch das Gefühl der Person ist, dass es emotional Dinge gibt, die ihr wichtig sind und für die es sich lohnt, zu leben und sich anzustrengen. Die Komponente der Bedeutsamkeit ist auch für die persönliche Motivation von Bedeutung (Antonovsky, 1997, S. 35 - 36). Die Bedeutsamkeit ist die wichtigste Komponente, da ohne sie die Verstehbarkeit und die Handhabbarkeit nicht entstehen können (Antonovsky, 1997, S. 38). Darüber hinaus macht die Komponente der Bedeutsamkeit eine Aussage darüber, wie sinnvoll ein Mensch sein Leben ansieht (Bengel, Strittmatter & Willmann, 2001, S. 30). Menschen, bei denen diese Komponente stark ausgeprägt ist, sind davon überzeugt, dass die Lebensaufgaben sinnvoll sind und es sich lohnt, dafür persönliches Engagement einzubringen (Sack & Lamprecht, 1998, S. 326).

3.2.4 Widerstandsressourcen und der Umgang mit Stressoren

Die ganze Welt ist voller Stressoren, die ständig in unser Leben treten. Menschen sind demzufolge zu immer wiederkehrendem Coping aufgefordert (Antonovsky, 1997, S. 137). Antonovsky weist darauf hin, dass es im Leben nicht für jedes Problem eine Lösung und dass es nicht immer eine vollständige Coping-Strategie gibt. Er sagt aber, dass Personen mit einem stark ausgeprägten Kohärenzgefühl es schaffen, ihr Leben besser zu bewältigen (Antonovsky, 1997, S. 138).

Als Stressoren werden interne und externe Herausforderungen bezeichnet, die an einen Menschen gestellt werden und die er nur durch Widerstandsressourcen überwinden kann. Treten Herausforderungen auf, so entstehen in dem Individuum Spannungszustände, die nur durch Widerstandressourcen abgebaut werden können. Stressoren werden von jedem Menschen unterschiedlich bewertet, abhängig von seinem jeweiligen Kohärenzgefühl (Poser, 2014, S. A-11 - A-12).

Stressoren werden auch generalisierte Widerstandsdefizite (z.B. ein niedriger sozialer Status oder das Fehlen von familiärer Unterstützung) genannt, worunter man das Fehlen oder nur ein geringes Vorhandensein von generalisierten Widerstandsressourcen (z.B. genetische Faktoren oder die Fähigkeit, mit Niederlagen umzugehen) versteht (Bengel, Strittmatter & Willmann, 2001, S. 34). Poser bezeichnet dies als fehlende Bewältigungsstrategie (Poser, 2014, S. A-11).

Generalisierte Widerstandsressourcen sind situationsübergreifend wirksam und helfen der Person, mit Widerständen zurecht zu kommen. Widerstandsressourcen beeinflussen stetig die Lebenserfahrungen, wobei positive Erfahrungen zur Erhöhung des Kohärenzgefühls beitragen. Damit sind sie aktiv an dem Abbau von Spannungszuständen mit beteiligt (Bengel, Strittmatter & Willmann, 2001, S. 34). Wird eine Lebensanforderung erfolgreich bewältigt, so entstehen neue Widerstandsressourcen und dieses fördert die Gesundheit. Wird hingegen eine Anforderung nicht bewältigt, so entsteht Stress; dieser führt zu einer erhöhten Krankheitsneigung (Bengel, Strittmatter & Willmann, 2001, S. 36). Die Widerstandsressourcen sind vom Individuum abhängige Fähigkeiten, mit potenziell krankmachenden Faktoren umzugehen (Sack & Lamprecht, 1998, S. 326).

Als Coping-Strategien werden die Bewältigungsstrategien bezeichnet, mit denen ein Individuum auf einen Stressor reagiert (Poser, 2014, S. A-13). Jeder Stressor erzeugt Spannungen in der Person, und auch das Fehlen von Widerstandsressourcen kann zu einem Stressor werden (Antonovsky, 1997, S. 43). Der Abbau von Spannung führt zu einer besseren Gesundheit. Kann der Spannungszustand jedoch nicht abgebaut werden, so entsteht Stress, und eventuell erhöht sich die Erkrankungsanfälligkeit (Bengel, Strittmatter & Willmann, 2001, S. 33).

Der Mensch ist von einem ständigen Informationsfluss umgeben, mit dem er sich auseinandersetzen muss. Bekannte Informationen nimmt er direkt auf, mit unbekannten muss er sich aktiv auseinandersetzen. Werden diese neuen Informationen als nicht handhabbar angesehen, kann dies zu Stress führen. Wird dieser als eine Bedrohung erlebt, so spricht man von Distress. Hält der Distress über eine längere Zeit an, so kann er den Menschen krank machen. Nicht immer wird Stress als negativ betrachtet. Jeder Mensch hat in sich Ressourcen, die er dem Stress entgegenstellen kann (Maoz, 1998, S. 18).

Tritt eine neue Anforderung an eine Person heran, so wird diese im Gehirn bewertet. Antonovsky bezeichnet dieses als primäre Bewertung-I. Das Gehirn entscheidet, ob diese Anforderung als Stressor oder Nicht-Stressor zu bewerteten ist. Bei ersterem entstehen Spannungszustände in der betroffenen Person. Je stärker das Kohärenzgefühl einer Person ausgeprägt ist, umso größer ist die Wahrscheinlichkeit, dass sie eine Herausforderung als Nicht-Stressor bezeichnet. Die Person hat in der Vergangenheit gelernt, dass sie alle Anforderungen gut bewältigt hat, und vertraut darauf, auch diese bewältigen zu können (Antonovsky, 1997, S. 125 - 126).

Wird bei der primären Bewertung-I ein Reiz als Stressor wahrgenommen, so kommt es in einem weiteren Schritt zu einer primären Bewertung-II. Das Gehirn muss den Stressor jetzt als bedrohlich, günstig oder irrelevant einstufen. Wenn der Reiz für die betroffene Person wenig Folgen hat oder nur das Aktivieren einer geringen Anzahl an Ressourcen erfordert, so spricht Antonovsky von einem günstigen oder irrelevanten Stressor. Ist dies der Fall, so wird der Stressor schnell in einen Nicht-Stressor umgewandelt, und die Spannung baut sich langsam wieder ab (Antonovsky, 1997, S. 126).

Bei der primären Bewertung-III lösen Stressoren Emotionen aus. Personen mit einem hohen Kohärenzgefühl bilden so ihre Handlungsfähigkeit, während bei Menschen mit einem niedrigen Kohärenzgefühl dadurch Handlungsunfähigkeit entsteht (Poser, 2014, S. A-12 – A-13). Menschen mit einen schwach ausgeprägten Kohärenzgefühl erleben hier eher ein Chaos, das sie nicht sortiert bekommen. Oft sind sie dann durch ihre starken Emotionen nicht mehr in der Lage, passende Bewältigungsstrategien zu entwickeln (Antonovsky, 1997, S. 132).

Im Rahmen der sekundären Bewertung bildet das Individuum mit einem stark ausgeprägten Kohärenzgefühl dem Stressor entsprechende Bewältigungsstrategien. Personen mit einem niedrigen Kohärenzgefühl verbrauchen ihre gesamten Kräfte, um ihre Emotionen unter Kontrolle zu halten, und können keine passenden Bewältigungsstrategien bilden (Poser, 2014, S. A-13).

Als tertiäre Bewertung bezeichnet Antonovsky das Ergebnis der Coping-Strategien. Im Nachhinein kann das Individuum bewerten, ob es eine Niederlage oder einen Erfolg verzeichnen kann. Personen mit einen hohen Kohärenzgefühl erbitten sich außerdem eine Rückmeldung von ihren Mitmenschen über die gewählten Bewältigungsstrategien. Menschen mit einem schwach ausgebildeten Kohärenzgefühl ignorieren ein Feedback von außen, auch wenn sie Verbesserungsvorschläge erhalten (Antonovsky, 1997, S. 137).

Um auf einen akuten Stressor zu reagieren, macht sich das Individuum zunächst bewusst, welche Coping-Strategien es zur Verfügung hat. Anschließend wählt es aus der Vielzahl von generalisierten Widerstandsressourcen die für die Situation bestgeeignetste Kombination aus. Personen mit einem sehr gut ausgeprägten Kohärenzgefühl werden Stressoren eher als eine Herausforderung betrachten, da sie durch ein hohes Bedeutsamkeitsgefühl ihre Widerstandsressourcen besser aktivieren können. Dazu muss zunächst die Bedeutung der Herausforderung geklärt werden, welche sich auf die Komponente Verstehbarkeit bezieht (Antonovsky, 1997, S. 130 - 132).

Antonovsky nimmt eine Dreiteilung von „chronischen Stressoren" vor. Er unterteilt diese in länger andauernde Ereignisse, die das Leben des Individuums prägen, in wichtige Lebensereignisse wie z.B. der Verlust eines Angehörigen oder die Geburt eines Kindes. Ob dieses wichtige Lebensereignis dem Menschen nützt oder schadet, hängt maßgeblich von seinem Kohärenzgefühl ab. Als letztes nennt Antonovsky die akuten täglichen Widrigkeiten, wie z.B. das Nichtbestehen einer Prüfung oder ein Misserfolg bei der Arbeit. Diese letztgenannten Ereignisse werden oft nicht als einflussnehmend auf das Kohärenzgefühl Angesehen (Antonovsky, 1997, S. 44).

Je höher die Widerstandsressourcen eines Individuums sind, desto seltener ist es krank, und umso höher ist sein Kohärenzgefühl (Sack & Lamprecht, 1998, S. 327 - 328). Darüber hinaus schützt soziale Unterstützung vor Krankheiten (Antonovsky, 1997, S. 123). Jede Person muss individuell betrachtet und mit seiner Umgebung in Beziehung gesetzt werden (Maoz, 1998, S. 16).

4. Die Moderationssitzung

Im Folgenden wird der Moderationszyklus mit seinen sechs Phasen näher beschrieben. Anschließend erläutert die Autorin die einzelnen Moderationsmethoden, die sie für die Moderationssitzung in Freckenhorst ausgewählt hat. Zum Schluss des Kapitels wird der Ablauf der Moderationssitzung vom 09. April 2014 detailliert beschrieben, und es werden Begründungen für die ausgewählten Moderationsmethoden gegeben.

4.1 Vorstellung der einzelnen Moderationsphasen

Eine Moderationssitzung besteht aus den sechs Phasen: „Ankommen und Orientieren" (Stamm, 2001, S. 22), „Themen sammeln" (Seifert, 2011, S. 43), „Thema auswählen" (Seifert, 2011, S. 44), „Thema bearbeiten" (Seifert, 2011, S. 45), „Maßnahmenplanung" (Seifert, 2011, S. 46) und „Abschließen" (Seifert, 2011, S. 46). Um die Inhalte und Ziele der einzelnen Moderationsphasen näher zu erläutern, folgt die Unterteilung in die sechs einzelnen Phasen.

1. Phase: „Ankommen / Orientieren" (Stamm, 2001, S. 22)

Die erste Moderationsphase ist dadurch gekennzeichnet, dass die Teilnehmer ankommen und sich gegebenenfalls von der anstrengenden Anreise erholen können. Aus diesem Grund ist es gut, wenn der Moderator den Seminarraum positiv gestaltet und eine offene Atmosphäre schafft. So können sich die Teilnehmer wohl fühlen und sich untereinander kennenlernen (Neuland, 1995, S. 195 - 196).

Zu Beginn der eigentlichen Moderationssitzung sollte der Moderator die Stimmung der Gruppe erfragen, um zu erkennen, wie motiviert die Teilnehmer zur Mitarbeit sind. Darüber hinaus kann der Moderator so einen ersten Eindruck erlangen, wie das Verhältnis der Gruppenmitglieder untereinander ist (Stamm, 2001, S. 22).

2. Phase: „Themen sammeln" (Seifert, 2011, S. 43)

In der folgenden Moderationsphase sammeln die Teilnehmer für sie relevante Themen, die im weiteren Verlauf der Moderationssitzung bearbeitet werden sollen. Dazu visualisiert der Moderator offene Fragen, die die Teilnehmer entweder mündlich oder schriftlich beantworten. Die von den Teilnehmern gesammelten Antworten werden durch den Moderator an einer Pinnwand unsortiert visualisiert (Seifert, 2011, S. 43 - 44).

3. Phase: „Thema auswählen" (Seifert, 2011, S. 44)

Die dritte Moderationsphase ist dadurch geprägt, dass die Teilnehmer sich auf einzelne Themen einigen, die sie im Verlauf der Moderationssitzung weiter bearbeiten möchten. Dazu bittet der Moderator die Teilnehmer, für sich zu priorisieren, in welcher Reihenfolge sie die gesammelten Themen bearbeiten möchten (Seifert, 2011, S. 44 - 45).

4. Phase: „Thema bearbeiten" (Seifert, 2011, S. 45)

Im Rahmen der folgenden Moderationsphase werden die gesammelten Themen in der zuvor durch die Gruppe festgelegten Reihenfolge bearbeitet. Aufgabe des Moderators ist es, in dieser Phase darauf zu achten, dass die Gruppenmitglieder lösungsorientiert arbeiten. Außerdem muss der Moderator dafür sorgen, dass noch keine Bewertung der gefundenen Lösungsvorschläge stattfindet (Seifert, 2011, S. 45 - 46).

„Folgende Zielsetzungen sind denkbar:

- Infosammlung/-austausch
- Problemanalyse/-lösung
- Entscheidungsvorbereitung
- Entscheidung." (Seifert, 2011, S. 45).

5. Phase: „Maßnahmenplanung" (Seifert, 2011, S. 46)

In der fünften Moderationsphase werden die zur Umsetzung ausgewählten Ergebnisse oder Lösungen in einer Matrix festgehalten und die zur Durchführung verantwortliche Person benannt. Darüber hinaus wird in der Matrix ein konkreter Termin festgelegt, bis wann die Maßnahme komplett durchgeführt sein muss (Seifert, 2011, S. 46).

6. Phase: „Abschließen" (Seifert, 2011, S. 46)

In der letzten Moderationsphase findet keine inhaltliche Arbeit mehr statt, sondern der Arbeitsprozess wird von der Gesamtgruppe reflektiert. Zum Schluss der Moderationssitzung bedankt sich der Moderator bei den Teilnehmern für die Mitarbeit. Darüber hinaus sollte er den Abschluss der Moderationssitzung positiv gestalten (Seifert, 2011, S. 46 - 47).

4.2 Vorstellung der ausgewählten Methoden zu den Moderationsphasen

<u>1.</u> Phase: „Ankommen / Orientieren" (Stamm, 2001, S. 22)

Umsetzung durch: <u>Einpunktabfrage mit einer gestuften Skala</u> (Neuland, 1995, S. 129)

Als eine bewährte Möglichkeit wird die Einpunktabfrage zu Beginn einer Moderationssitzung angewandt, um einen lockeren Einstieg in den Prozess zu ermöglichen. Der Moderator richtet eine Frage an die gesamte Gruppe und visualisiert diese. Zusätzlich visualisiert der Moderator unterschiedliche Antwortmöglichkeiten. Anschließend teilt der Moderator jedem Teilnehmer einen Klebepunkt aus. Die Teilnehmer beantworten die Frage, indem sie einen Selbstklebepunkt an der entsprechenden Stelle mit der für sie passenden Antwort anheften. Um eine Beeinflussung durch die anderen Teilnehmer zu vermeiden, sollten sich mehrere Teilnehmer gleichzeitig verorten. Nachdem sich alle Teilnehmer verortet haben, zählt der Moderator die Punkte aus und präsentiert das Ergebnis der Gruppe (Neuland, 1995, S. 126 - 127).

Die häufigste Form der Einpunktabfrage ist das „4-fach-Schema" (Neuland, 1995, S. 129). Bei dieser Form möchte der Moderator eine konkrete Stellungnahme zu eher gut oder schlecht haben und bietet somit keine Vielleichtlösung an. Das „4-fach-Schema" (Neuland, 1995, S. 129) weist vier Abstufungen von sehr gut über gut zu schlecht bis sehr schlecht auf. Der Moderator muss darauf achten, dass die Zuordnungsfelder groß genug sind, damit das Plakat oder Flipchart trotz einer Punkthäufung nicht unübersichtlich wird. „Für den Moderator werden so [. . .] unterschiedliche Meinungen, Haltungen, Schätzungen, Erwartungen oder Stimmungen in der Gruppe deutlich" (Neuland, 1995, S. 126). Der Moderator kann anhand der Einpunktabfrage den weiteren Verlauf der Moderationssitzung besser planen (Neuland, 1995, S. 129 -130).

<u>2.</u> Phase: „Themen sammeln" (Seifert, 2011, S. 43)

Umsetzung durch: <u>Kartenabfrage</u>

Die Themenfindung ist der wichtigste Schritt im Rahmen des Moderationsprozesses; sie lässt sich gut anhand der Kartenabfrage durchführen. Bei der Kartenabfrage stellt der Moderator eine Frage an die gesamte Gruppe und visualisiert diese auch an einer Wandzeitung. Als nächstes verteilt der Moderator an alle Teilnehmer rechteckige Moderationskarten und Moderationsstifte. Dann informiert er die Gruppe darüber, dass sie auf jeder Karte nur ein Thema stichpunktartig benennen sollen. Darüber hinaus bittet der Moderator die Teilnehmer, deutlich zu schreiben, und gibt den Hinweis, wie viel Zeit den Teilnehmern zur Bearbeitung zur Verfügung steht (Neuland, 1995, S. 102 -105).

Jeder Teilnehmer darf beliebig viele Karten verfassen, weil es das Ziel der Methode ist, möglichst alle Ideen der Teilnehmer zu sammeln. Da der Moderator nach abgelaufener Zeit die Moderationskarten wieder einsammelt und mischt, trauen sich alle Teilnehmer, ihre Ideen zu äußern. Das Mischen der Karten ist wichtig, damit sich die Antworten hinterher beim Anbringen an die Wandzeitungen nicht einer konkreten Person zuordnen lassen (Neuland, 1995, S. 102 -105).

3. Phase: „Thema auswählen" (Seifert, 2011, S. 44)

Umsetzung durch: Mehrpunktabfrage

Die Mehrpunktabfrage ist eine Methode, die häufig eingesetzt wird, um die Themenfindung in einer Großgruppe möglichst schnell herbeizuführen. Darüber hinaus eignet sich die Mehrpunktabfrage, um weitere Bearbeitungsformen auszuwählen, Erfolgskontrollen durchzuführen oder um sich am Ende einer Moderation ein Feedback von der Gruppe geben zu lassen (Schneider, 2001, S. 42).

Der Moderator stellt eine oder mehrere Fragen an die Gruppe und visualisiert diese an einem Flipchart oder an einer Pinnwand. Als nächstes verteilt er an jeden Teilnehmer eine entsprechende Anzahl an Klebepunkten. Die Teilnehmer dürfen dann ihre Klebepunkte so verteilen, dass es ihre Meinung oder Wünsche widerspiegelt. Dabei ist es möglich, einer Antwort alle Klebepunkte zuzuordnen oder auch mehrere Antworten mit jeweils einem oder mehr Punkten zu versehen (Schneider, 2001, S. 42).

Wenn alle Teilnehmer ihre Klebepunkte verteilt haben, zählt der Moderator bei jeder Frage oder Antwort die vorhandenen Punkte aus. Um ein Verzählen zu vermeiden, markiert der Moderator mit einem Moderationsstift jeden bereits ausgezählten Klebepunkt. Die entsprechende Punktzahl schreibt er hinterher neben die Antwort oder Frage. Das Ergebnis präsentiert er anschließend dem Plenum. Je nach Ziel der Methode kann sich der Moderator noch Begründungen für die Wahl der Teilnehmer einholen oder auch darauf verzichten (Schneider, 2001, S. 42).

Dient die Mehrpunktabfrage dazu, die Themen zur weiteren Bearbeitung auszuwählen, so legt der Moderator fest, dass die drei oder fünf Themen mit den meisten Punkten im Folgenden weiter bearbeitet werden (Schneider, 2001, S. 42).

4. Phase: „Thema bearbeiten" (Seifert, 2011, S. 45)

Umsetzung durch: Zwei-Felder-Tafel

Der Moderator bereitet eine Tabelle mit zwei Feldern vor. Zur Benennung der einzelnen Felder wählt er dem Thema entsprechende Schlagworte, oder er formuliert eine Frage. Gut geeignet ist die Aufteilung in Vor- und Nachteile oder in Probleme und Lösungsmöglichkeiten. Ziel der Zwei-Felder-Tafel ist es, Lösungsmöglichkeiten oder eine Entscheidung für ein Thema oder Problem zu erarbeiten bzw. zu treffen. Da die Zwei-Felder-Tafel eine klare Struktur vorgibt, ist die Durchführung recht leicht. Der Moderator erläutert der Gruppe die Zwei-Felder-Tafel und bittet sie, diese mit kurzen, prägnanten und konkreten Aussagen zu füllen. Die Kleingruppen bearbeiten die Matrix und stellen sie anschließend der Gesamtgruppe vor (Seifert, 2011, S. 63 - 64).

5. Phase: „Maßnahmenplanung" (Seifert, 2011, S. 46)

Umsetzung durch: Entfällt

Da es nicht die Aufgabe der Studiengruppe ist, die gewünschten Maßnahmen zu planen und umzusetzen, entfällt die Phase der „Maßnahmenplanung" (Seifert, 2011, S. 46) im Rahmen der geplanten Moderationssitzung. Aus diesem Grund wird hierzu auch keine Moderationsmethode erläutert.

6. Phase: „Abschließen" (Seifert, 2011, S. 45)

Umsetzung durch: Edelsteinmethode

Die Edelsteinmethode hat die Verfasserin im Rahmen ihrer Ausbildung zur Gesundheits- und Krankenpflegerin bei dem Sterbe-Begleit-Seminar im Winter 2009/10 kennengelernt. Ziel der Methode ist es, einen positiven Abschluss des Seminars zu gestalten. Dazu bittet der Moderator die Teilnehmer, in einem Stuhlkreis Platz zu nehmen. Der Moderator reicht ein Körbchen oder eine Kiste herum, aus der sich jeder Teilnehmer einen Gegenstand auswählen darf. Als Gegenstände eignen sich Materialien aus der Natur sowie Postkarten oder Halbedelsteine. Anschließend bittet der Moderator die Teilnehmer der Reihe nach, ihren Gegenstand hoch zu halten, zu beschreiben und an diesem Gegenstand ihre Wünsche für ihren weiteren Lebensweg oder die Zukunft fest zu machen. Die Teilnehmer dürfen den ausgewählten Gegenstand als Erinnerung an das Seminar und ihre Wünsche für die Zukunft behalten.

4.3 Umsetzung der Moderationssitzung

Die Autorin führte im Rahmen der Exkursion nach Freckenhorst mit den „Pflege Dual"-Studierenden 2016 der Fachhochschule Münster eine Moderationssitzung durch, um die psychischen und physischen Belastungen und die Bewältigungsstrategien der Studierenden zu erheben. Die Moderationssitzung fand am 09.04.2014 im Landschulheim Freckenhorst von 16.30 Uhr bis 18.00 Uhr statt.

An der Moderationssitzung nahmen 22 „Pflege Dual"-Studenten teil. Davon waren 17 Teilnehmer weiblich und fünf männlich. Es waren alle Kooperationspflegeschulen der Fachhochschule Münster aus dem 2016er Studienjahrgang vertreten. Von der Gesundheits- und Krankenpflegeschule am Franziskus Hospital in Münster waren sieben Studierende anwesend, von der Evangelischen Ausbildungsstätte für pflegerische Berufe e. V. in Münster nahmen vier Studierende teil, die Katholische Schule für Gesundheits- und Pflegeberufe Dortmund war mit sechs Studenten vertreten, und von dem Westfälischen Ausbildungsinstitut für Gesundheitsberufe Lünen waren fünf Studierende anwesend.

1. Phase: „Ankommen / Orientieren" (Stamm, 2001, S. 22)

Zu Beginn der Moderationssitzung hat sich die Verfasserin den Studierenden vorgestellt und kurz erklärt, dass sie die erarbeiteten Ergebnisse der Studierenden als Grundlage nutzen möchte, um ihre Bachelorarbeit über die psychischen und physischen Belastungen der „Pflege Dual"-Studierenden und deren Bewältigungsstrategien zu schreiben. Als Ziel ihrer Bachelorarbeit nannte die Autorin die Hoffnung dass ihre gewonnenen Ergebnisse von der Fachhochschule Münster und den kooperierenden Pflegeschulen genutzt werden, um die Belastungen der Studierenden der Folgejahrgänge zu reduzieren. Absicht der Autorin war es, sich den Studierenden vorzustellen und zu erläutern, warum sie diese Moderationssitzung durchführt.

Als Einstieg in die Moderationssitzung wählte die Autorin zwei Einpunktabfragen, in denen sie zum einen erfragte, wie es den „Pflege Dual"-Studierenden an dem Tag geht, und zum anderen, wie motiviert sie seien, an der Exkursion teil zu nehmen. Beide Fragen visualisierte die Verfasserin auf einem Flipchart mit einer jeweils viergestuften Skala (Neuland, 1995, S. 129). Dazu wählte die Autorin für die Frage nach dem momentanen Befinden vier Smileys von sehr gut über gut bis schlecht und schließlich sehr schlecht (siehe Flipchart Anhang B 1). Um die Motivation der Studierenden zu erfassen, hatte die Verfasserin ein Flipchart mit einer vierstufigen Skala mit Wettersymbolen gestaltet. Die Studierenden konnten von sehr motiviert über gut motiviert bis geht so und gar nicht motiviert auswählen (siehe Flipchart

Anhang B 2). Die Autorin erläuterte die Abstufungen und teilte jedem Studenten zwei Klebepunkte aus, damit sie jeweils einen Punkt auf die Flipcharts kleben konnten. Anschließend zählte die Verfasserin die Punkte aus und stellte die Ergebnisse der Studierendengruppe vor (siehe Fotos Anhang B 3 und B 4).

Ziel dieser Methode ist es, einen positiven Einstieg in die Moderationssitzung zu gestalten. Darüber hinaus wollte die Autorin in Erfahrung bringen, wie es den Studenten zu dem Zeitpunkt geht und wie motiviert sie als Teilnehmer an der Exkursion sind. Die erste Moderationsphase hat ca. 10 Minuten gedauert.

2. Phase: „Themen sammeln" (Seifert, 2011, S. 43)

In der zweiten Moderationsphase wollte die Verfasserin von den Studierenden ihre größten psychischen und physischen Belastungen durch das „Pflege Dual"-Studium erfragen. Dazu hat die Autorin jeweils eine Wandzeitung mit der Frage nach den psychischen und physischen Belastungen angefertigt (siehe Plakate Anhang B 5 und B 6). Die Verfasserin las die Fragen den Studierenden vor und hat ihnen den Ausbildungsstätten entsprechend unterschiedliche farbige Moderationskarten ausgeteilt. Gelbe Moderationskarten erhielten die Studierenden von der Gesundheits- und Krankenpflegeschule am Franziskus Hospital in Münster, grüne Moderationskarten bekamen die Studenten der Evangelischen Ausbildungsstätte für pflegerische Berufe e.V. in Münster, blaue Moderationskarten erhielten die Studierenden der Katholischen Schule für Gesundheits- und Pflegeberufe in Dortmund, und für die Studenten des Westfälischen Ausbildungsinstituts für Gesundheitsberufe Lünen gab es orangene Moderationskarten.

Die Autorin gab den Studierenden 15 Minuten Zeit, um ihre Belastungen auf den Moderationskarten festzuhalten und diese anschließend an der entsprechenden Wandzeitung den psychischen oder physischen Belastungen zuzuordnen. Während die Teilnehmer die Moderationskarten beschrieben, ging die Verfasserin durch die einzelnen Gruppen und stand für Rückfragen zur Verfügung. Am Ende dieser Phase stellte die Autorin die zwei Wandzeitungen der Studiengruppe vor (siehe Plakat Anhang B 7 und B 8). Insgesamt hat die zweite Moderationsphase ca. 20 Minuten beansprucht.

Ziel der Kartenabfrage war es, so viele psychische und physische Belastungen der „Pflege Dual"-Studierenden zu erheben wie eben möglich. Darüber hinaus wollte die Verfasserin mittels der unterschiedlichen Moderationskartenfarben herausfinden, ob es eventuell Belastungen gibt, die nur Studenten von einer Pflegeschule erfahren.

3. Phase: „Thema auswählen" (Seifert, 2011, S. 44)

Um für die weitere Erarbeitung die drei größten psychischen und physischen Belastungen der Studenten zu erheben, führte die Verfasserin eine Mehrpunktabfrage durch. Dazu verteilte sie an jeden Studenten sechs Klebepunkte. Anschließend bat die Autorin darum, jeweils drei Klebepunkte ihren größten psychischen und physischen Belastungen zuzuordnen. Dabei konnten die Studierenden auch alle drei Klebepunkte einer psychischen oder physischen Belastung zuordnen, wenn sie diese als extrem belastend erlebten. Nachdem sich alle Studenten verortet hatten, zählte die Verfasserin die Punkte der einzelnen Belastungen entsprechend aus und präsentierte das Ergebnis der Gruppe (siehe Plakat Anhang B 7 und B 8). Ziel der Mehrpunktabfrage war es, die jeweils drei größten psychischen und physischen Belastungen für die weitere Erarbeitung zu erhalten. Die dritte Moderationsphase hat insgesamt ca. 10 Minuten gedauert.

4. Phase: „Thema bearbeiten" (Seifert, 2011, S. 45)

Um zu den drei häufigsten psychischen und physischen Belastungen entsprechende Ursachen und gewünschte Unterstützungsmöglichkeiten zu erheben, nutzte die Autorin die Moderationsmethode der Zwei-Felder-Tafel. Dazu teilte die Verfasserin die Studentengruppe mittels Lose, auf denen unterschiedliche Smileys waren (Siehe Anhang B 9), in zwei gleich große Gruppen ein. Die Gruppe des Smiley mit der Denkblase befasste sich mit den Ursachen und Lösungsmöglichkeiten der physischen Belastungen, und die Gruppe des Smiley, der eine Lupe in der Hand hat, erarbeitete die Ursachen und Lösungsmöglichkeiten der psychischen Belastungen.

Die Autorin bat die Gruppe, zusätzlich zu ihren gewünschten Lösungsmöglichkeiten auch noch festzulegen, welche Institution dafür aus ihrer Sicht zuständig wäre. Dazu sollten die Studierenden den Buchstaben „P" wählen, wenn sie der Meinung waren, dass die Lösungsmöglichkeit in den Zuständigkeitsbereich der Pflegeschulen falle. Für die Fach-hochschule Münster sollte ein „F" eingetragen werden, und bei Ursachen, die die Studierenden selber beheben können, ein „I" für „ICH".

Die Autorin gab den Gruppen 25 Minuten Zeit zur Bearbeitung und bat hinterher um eine Ergebnispräsentation im Plenum durch ein Gruppenmitglied (Siehe Anhang B 10 und B 11). Anschließend bedankte sich die Autorin für die guten Ergebnisse und die Mitarbeit der Studierenden. Insgesamt dauerte die vierte Moderationssitzung etwa 30 Minuten.

5. Phase: „Maßnahmenplanung" (Seifert, 2011, S. 46)

Die fünfte Phase „Maßnahmenplanung" (Seifert, 2011, S. 46) entfiel im Rahmen der geplanten Moderationssitzung, da es nicht Aufgabe der Studiengruppe ist, die erarbeiteten Lösungsvorschläge zu planen und umzusetzen. Die Autorin wird im Rahmen dieser Arbeit in Kapitel neun einige Ideen zur Umsetzung aufgreifen, die sich die Studiengruppe gewünscht hat.

6. Phase: „Abschließen" (Seifert, 2011, S. 46)

Zum Abschluss der Moderationssitzung bat die Verfasserin alle Teilnehmer, im Stuhlkreis Platz zu nehmen. Sie reichte eine Schatztruhe herum, aus der sich jeder Teilnehmer einen Edelstein auszusuchen durfte. Anschließend bat die Autorin die Teilnehmer, ihren Edelstein der Reihe nach den anderen Teilnehmern zu zeigen, ihre Wünsche für das weitere Studium an diesem Edelstein festzumachen und diese der Gesamtgruppe vorzustellen.

Am Ende teilte die Verfasserin den Teilnehmern mit, dass sie den Edelstein behalten dürften, und sie bedankte sich für ihre tolle Mitarbeit. Zu guter Letzt wünschte die Autorin den Studenten noch ein gutes Seminar und verabschiedete sich.

5. Ergebnisdarstellung

Nachfolgend werden die Ergebnisse der oben beschriebenen Moderationssitzung dargestellt. Es werden alle psychischen und physischen Belastungen genannt und den einzelnen Pflegeschulen zugeordnet. Darüber hinaus werden die drei stärksten psychischen und physischen Belastungen der Studierenden, die während der dritten Moderationsphase, dem „Thema auswählen" (Seifert, 2011, S. 44), von den Studierenden durch das Verteilen von Klebepunkten ausgewählt wurden, aufgeführt. Die Ergebnisdarstellung bezieht sich auf die Anhänge B 7 und B 8.

5.1 Beschreibung der häufigsten psychischen Belastungen der „Pflege Dual"-Studierenden

Von den Studierenden der Gesundheits- und Krankenpflegeschule am Franziskus Hospital in Münster wurde als häufigste psychische Belastung eine Demotivation genannt, da die Mitarbeiter auf den Stationen nur Desinteresse in Bezug auf das „Pflege Dual"-Studium signalisierten. Außerdem haben das Setzen von Prioritäten und die Doppelbelastung zu psychischem Stress geführt. Des Weiteren beschrieben die Studierenden eine mehrfache Belastung durch den Unterricht an der Pflegeschule, die Arbeit auf den Stationen, die Besuche an der Fachhochschule und nebenbei noch persönliche Angelegenheiten, die zu regeln seien. Darüber hinaus nannten die Studierenden das persönliche sowie das Zeitmanagement der Einrichtungen, in denen sie eingesetzt waren, den Distress und das Problem, dass das soziale Umfeld leiden würde.

Die Studierenden der Evangelischen Ausbildungsstätte für pflegerische Berufe e.V. in Münster beschrieben bei den psychischen Belastungen das fehlende Verständnis der Praxisorte, und dass ihnen mehr Verantwortung übertragen würde, da sie studierten. Weitere Belastungen waren eigene Aggressionen, viele und aufwändige Hausarbeiten, lange Vorlesungstage an der Fachhochschule sowie extremer Zeitdruck. Darüber hinaus nannten die Studierenden den Prüfungsstress durch eine hohe Anzahl von Prüfungen in einem sehr engen Zeitraum, das Lesen der Studienbriefe neben der Ausbildung und häufige Konflikte. Außerdem beschrieben sie, dass eine Doppelung der Themen in der Ausbildung und an der Fachhochschule zu Langeweile geführt habe, sie oft gereizt seien und unter Ungeduld litten.

Bei den Studierenden der Katholischen Schule für Gesundheits- und Pflegeberufe in Dortmund wurden als psychische Belastungen das Schreiben mehrerer Hausarbeiten zur selben Zeit und der Zeitdruck genannt. Des Weiteren beschrieben sie, dass soziale Kontakte zurückstecken müssten, die Motivation aufgrund des fehlenden Wissens über die Zukunftsperspektiven sinke und sie sich überfordert fühlten, da sie Angst hatten, mit dem Lernen nicht nachzukommen. Weitere Belastungen waren die fehlender Akzeptanz der Arbeitskollegen in den Praxiseinrichtungen für die Studierenden, ein hoher Terminstress, das Konkurrenzdenken sowie das Zeitmanagement. Außerdem gaben die Studierenden die zeitnahen Prüfungen an der Fachhochschule und der Pflegeschule an, das Vernachlässigen der Hobbys und Stress. Zusätzlich führte die Sorge, bei einer Teilmodulprüfung durchzufallen und beide Klausurteile wiederholen zu müssen, zu psychischen Belastungen.

Von den Studierenden des Westfälischen Ausbildungsinstituts Gesundheitsberufe in Lünen wurden als psychische Belastungen der Stress, der Leistungsdruck und der Neid von anderen Mitschülern beschrieben. Weitere Belastungen erlebten sie durch zu hohe Erwartungen sowohl von sich selbst als auch von Anderen. Darüber hinaus nannten sie den Organisationsstress und die soziale Isolation.

Die psychischen Belastungen mit den meisten Nennungen im Rahmen der Mehrpunktabfrage von Seiten der Studierenden waren die Mehrfachbelastung durch das Arbeiten, das Lernen und die Freizeitgestaltung mit insgesamt 11 Nennungen. Als zweites wurde das Zurück- stecken von sozialen Kontakten durch die Mehrfachbelastung und ein schlechtes Zeitmanagement mit 10 Punkten ausgewählt. An dritter Stelle steht für die Studierenden die Ungewissheit über die Zukunft mit 8 Zustimmungen, da sie die ersten Absolventen des „Pflege Dual"-Studiengangs an der Fachhochschule Münster sind.

5.2 Beschreibung der häufigsten physischen Belastungen der „Pflege Dual"- Studierenden

Die Studierenden der Gesundheits- und Krankenpflegeschule am Franziskus Hospital in Münster nannten als häufigste physische Belastungen Müdigkeit, Stress durch viele verschiedene Aufgaben, die sie zu bearbeiten hätten, und Rückenschmerzen. Darüber hinaus führten sie das Problem der Doppelbelastung an sowie dass sie oft Klausuren an der Fachhochschule geschrieben haben und vorher oder hinterher noch auf den Stationen arbeiten mussten.

Von der Evangelischen Ausbildungsstätte für pflegerische Berufe e.V. in Münster äußerten die Studierenden, dass sie physische Belastungen in Form von Migräne, Konzentrationsschwäche und Prüfungsdiarrhoen erlebt haben. Des Weiteren äußerten sie Triple-Belastungen und mehrere Aufgaben, die sie zeitgleich zu bearbeiten hatten. Außerdem erfuhren sie physische Belastungen durch das Pendeln und durch schlechte Ernährung aufgrund des Zeitmangels, der keine Zeit zum Kochen ließ.

Als häufigste physische Belastungen beschrieben die Studierenden von der Katholischen Schule für Gesundheits- und Pflegeberufe aus Dortmund den Schlafmangel in Verbindung mit Müdigkeit sowie Kopfschmerzen und Stress.

Die Studierenden des Westfälischen Ausbildungsinstituts für Gesundheitsberufe in Lünen nannten Schlafmangel und Müdigkeit. Darüber hinaus äußerten sie, dass sie sich ausgelaugt fühlten und unter Kopfschmerzen litten. Zusätzlich nannten die Studierenden aus Lünen Nikotin- und Koffeinabusus aufgrund von Stress und Müdigkeit.

Bei den physischen Belastungen erreichte den ersten Platz mit elf Punkten die Müdigkeit durch Schichtarbeit, Schlafmangel, Lernstress und Mehrfachbelastungen (Ausbildung, Fachhochschule, Freunde treffen, Hobbys und Haushalt). Auf dem zweiten Platz finden sich Kopfschmerzen mit insgesamt acht Nennungen durch Stress, Elektrolytverlust, zu weniges Trinken sowie Lärm und Schlafmangel. Den dritten Platz erzielte der Nikotin- und Koffeinabusus mit sechs Punkten durch den Stress in Zusammenhang mit dem Schichtdienst, der Sucht, der Langeweile sowie der Müdigkeit.

6. Bewältigungsstrategien der befragten Studierenden

Während der vierten Moderationsphase, dem „Thema bearbeiten" (Seifert, 2011, S. 45), sollten sich die Studierenden zu den jeweils drei häufigsten psychischen und physischen Belastungen mögliche persönliche Bewältigungsstrategien überlegen (siehe Anhang B 10 & B 11).

Als Bewältigungsstrategien der psychischen Belastungen äußerten die Studierenden in Bezug auf die Mehrfachbelastungen, ihr persönliches Zeitmanagement zu optimieren, sich selber besser zu organisieren, z.b. durch das Setzen von Prioritäten, sowie Stressbewältigungsstrategien zu erlernen. Gegen das Problem, dass soziale Kontakte zurückstecken müssten, beschrieben sie ebenfalls eine Verbesserung des eigenen Zeitmanagements und das Vereinbaren von Terminen. Die Studierenden schlugen vor, sich einfach einmal Zeit zu nehmen und auch ihre Freunde über ihre großen Belastungen aufzuklären.

Um dem Problem der ungewissen Zukunft zu begegnen, äußerten die Studierenden, dass sie sich selbst z.B. im Internet informieren und Gespräche mit Pflegedienstleitungen oder auch mit Dozenten der Fachhochschule führen könnten, um weitere Anregungen zu erhalten. Darüber hinaus nannten die Studierenden die Möglichkeit, sich untereinander besser austauschen zu können und einen individuellen Schwerpunkt durch die Wahlvertiefungen im sechsten und siebten Semester zu legen.

Für die physischen Belastungen fanden die Studierenden bei der Müdigkeit die Bewältigungsstrategien, sich selber ein besseres Zeitmanagement anzueignen und Prioritäten zu setzen. Außerdem überlegten sie sich, dass ihnen mehr Koffein helfen könnte und sie sich öfter eine Auszeit gönnen sollten. Des Weiteren überlegten sich die Studierenden, dass sie einzelne Aufgaben auch abgeben könnten und dass sie ihr persönliches Anspruchsdenken noch einmal überdenken sollten.

Im Zusammenhang mit den Kopfschmerzen kamen die Studierenden auf die Ideen, zum einen mehr zu trinken, um ihren Flüssigkeitshaushalt auszugleichen. Zum andern waren sie der Meinung, dass auch mehr schlafen helfen könnte, und als letzte Bewältigungsstrategie wählten sie die Einnahme von Schmerztabletten.

Als Bewältigungsstrategien bei bestehendem Nikotin- und Koffeinabusus nannten die Studierenden, dass sie versuchen sollten, der Sucht zu widerstehen, oder dass sie sich Alternativen zu dem Suchtverhalten suchen könnten wie z.B. sportliche Aktivitäten. Außerdem äußerten die Studierenden, dass sie Zigaretten und Kaffee öfter ablehnen könnten und dass sie mehr schlafen sollten, um nicht so müde zu sein, wodurch sie auch weniger Kaffee benötigen würden.

7. Abgleich der Bewältigungsstrategien mit dem Konzept der Salutogenese von Aaron Antonovsky

Betrachtet man die persönlichen Bewältigungsstrategien der Studierenden, so fällt schnell auf, dass die meisten für ein stark ausgeprägtes Kohärenzgefühl bei den Studierenden sprechen. Im Zusammenhang mit den Mehrfachbelastungen erwähnen die Studierenden direkt, dass sie ihr persönliches Zeitmanagement optimieren und Prioritäten setzen wollen. Auch das Erlernen von Stressbewältigungsstrategien spricht für ein hohes Kohärenzgefühl. Allein die Tatsache, dass die Studierenden sich der Herausforderung gestellt haben, ein Studium begleitend zur Pflegeausbildung auf sich zu nehmen, ist ein Hinweis darauf, dass die Studierenden ihr Leben als handhabbar ansehen.

Die Studierenden machen gleich den Vorschlag, sich Zeit für ihre Freunde zu nehmen und diese über ihre persönlichen Belastungen aufzuklären, um dem Problem der Vernachlässigung von sozialen Kontakten zu begegnen. An dieser Stelle wird deutlich, dass die Studierenden ihre sozialen Kontakte auch als eine Widerstandsressource betrachten, mit der sie den hohen Belastungen begegnen können. Auch dies ist ein Hinweis auf ein stark ausgeprägtes Kohärenzgefühl.

Im Zusammenhang mit der ungewissen Zukunftsperspektive sehen die Studierenden eine Chance, Neues im Rahmen des Seminars in Freckenhorst oder auch in den Wahlvertiefungen zu erfahren. Die Idee, ein Konzept in Zusammenarbeit mit den Pflegeschulen und der Fachhochschule zu entwickeln, weist ebenfalls auf ein hohes Kohärenzgefühl hin. Die Studierenden erleben ihr Studium trotz aller Belastungen als bedeutsam und fühlen sich den Herausforderungen gewachsen.

Auch dem Problem der Müdigkeit setzen die Studierenden eine ganze Anzahl von Bewältigungsstrategien entgegen. Sie wollen versuchen, ihr Zeitmanagement zu verbessern oder sich auch einfach einmal eine Auszeit zu nehmen, um hinterher mit neuer Motivation weiter zu arbeiten. Bis auf die Bewältigungsstrategie, den Koffeinkonsum zu erhöhen, sprechen auch an dieser Stelle die Widerstandsressourcen der Studierenden für ein hohes Kohärenzgefühl.

Um den Kopfschmerzen bereits präventiv zu begegnen, nannten die Studierenden, dass sie mehr trinken und mehr schlafen sollten. Erst an letzter Stelle erwähnten die Studierenden die Möglichkeit, Medikamente zu nehmen. In diesem Zusammenhang wird deutlich, dass die Studierenden bereits durch präventive Maßnahmen ihre persönliche Gesunderhaltung unterstützen.

Die Studierenden äußerten im Zusammenhang mit dem Nikotin- und Koffeinabusus, dass sie der Sucht widerstehen wollen und öfter den Konsum ablehnen möchten. Des Weiteren nannten sie direkt Alternativen, die bei der Stressbewältigung helfen sollen wie z.B. das Sport-Treiben. Auch hier wird deutlich, dass die Studierenden ein hohes Gesundheitsbewusstsein haben und sich um ihre persönliche Gesunderhaltung bemühen, was ebenfalls auf eine starke Ausprägung des Kohärenzgefühls hinweist.

8. Gewünschte Unterstützung der Studierenden

Im Folgenden werden die von den Studierenden gewünschten Unterstützungsmöglichkeiten in Bezug auf die jeweils von ihnen benannten drei häufigsten psychischen und physischen Belastungen näher beschrieben. Die Autorin hat diese unterteilt in Unterstützungs-möglichkeiten von seiten der Pflegeschulen und von seiten der Fachhochschule Münster.

8.1 Unterstützungsmöglichkeiten durch die Pflegeschulen

Im Rahmen der Moderationsphase „Thema bearbeiten" (Seifert, 2011, S. 45) war es Aufgabe der Studierenden, sich mögliche Unterstützungsangebote von seiten ihrer Pflegeschulen in Bezug auf die häufigsten Belastungen einfallen zu lassen.

Bei dem psychischen Problem der Mehrfachbelastung wünschen sich die Studierenden von ihrer Pflegeschule eine bessere Organisation. Außerdem war es den Studierenden wichtig, dass sich die Kommunikation sowohl zwischen ihrer Pflegeschule und der Fachhochschule Münster als auch zwischen der Pflegeschule und den Praxiseinrichtungen verbessert. Im Zusammenhang mit dem Problem, dass die Zukunftsperspektiven ungewiss sind, würden die Studierenden gern mehr mit den Lehrern ihrer Pflegeschule ins Gespräch kommen. Außerdem sind sie der Meinung, dass eine bessere Informationsstruktur zwischen den Pflegeschulen und der Fachhochschule dabei unterstützend wirken kann. Gut fänden es die Studierenden, wenn die Fachhochschule Münster mit den kooperierenden Pflegeschulen und den derzeitigen „Pflege Dual"-Studierenden Konzepte für ihre berufliche Zukunft entwickeln würde.

Bei den physischen Belastungen äußerten die Studierenden, dass sie sich im Zusammenhang mit der Müdigkeit von seiten der Pflegeschulen ein besseres Zeitmanagement wünschen. Außerdem kam der Vorschlag, dass man an den Pflegeschulen einen Snoezelraum einrichten könnte.

Um den Kopfschmerzen vorzubeugen, wünschten sich die Studierenden ruhigere Pausen. Sie hatten die Idee, dass man an den Pflegeschulen für die Auszubildenden mehr Rückzugs-möglichkeiten schaffen könnte.

Im Zusammenhang mit dem Nikotin- und Koffeinabusus waren die Studierenden der Meinung, dass ihnen von den Pflegeschulen Alternativen zum Zigaretten- und Kaffeekonsum aufgezeigt werden könnten. Des Weiteren hielten die Studierenden die Integration von sportlichen Aktivitäten in den Pflegeschulen für eine gute Ergänzung.

8.2 Unterstützungsmöglichkeiten durch die Fachhochschule Münster

Weitere mögliche Unterstützungsangebote, die die Fachhochschule Münster den „Pflege Dual"-Studierenden während ihrer Ausbildungszeit anbieten könnte, sollten von den Studierenden im Rahmen der Moderationsphase „Thema bearbeiten" (Seifert, 2011, S. 45) gesucht werden.

Die Fachhochschule könnte die Studierenden bei den psychischen Belastungen entlasten, indem sie ein besseres Zeitmanagement und eine bessere Organisation in Bezug auf die Prüfungsphasen einrichten könnte. Außerdem wünschen sich die Studierenden auch hier eine bessere Absprache zwischen der Fachhochschule und ihren Pflegeschulen. Für das Problem ihrer ungewissen Zukunft äußerten die Studierenden, dass sie Gespräche mit den Dozenten der Fachhochschule als hilfreich ansehen würden. Des Weiteren würden sie sich wünschen, gemeinsam und in Kooperation mit der Fachhochschule und ihren Pflegeschulen ein Konzept für ihre berufliche Zukunft zu entwickeln. Darüber hinaus sind die Studierenden der Meinung, dass sich der Informationsfluss zwischen der Fachhochschule und den Pflegeschulen noch verbessern sollte.

Als sehr positiv und hilfreich sehen die Studierenden die Wahlvertiefungen im sechsten und siebten Semerster an, da jeder so einen persönlichen Schwerpunkt setzen kann. Außerdem bewerteten die Studierenden das Seminar in Freckenhorst als sehr wertvoll, um weitere Informationen über ihre berufliche Zukunft zu erlangen.

Bei den physischen Belastungen sehen die Studierenden im Zusammenhang mit der Müdigkeit eine Unterstützungsmöglichkeit in einem besseren Zeitmanagement. Außerdem waren sie der Meinung, dass die Prüfungsphasen an der Fachhochschule ungünstig lagen und hier eine Optimierung durch ein Verlegen erzielt werden könnte. Darüber hinaus hatten die Studierenden die Idee, an der Fachhochschule einen Snoezelraum einzurichten.

Von den Studierenden wurden ruhigere Pausen an der Fachhochschule gewünscht, um Kopfschmerzen präventiv zu begegnen. Außerdem meinten die Studierenden, dass es schön wäre, wenn es die Möglichkeit gäbe, sich auch einmal zurückzuziehen.

Gegen den Nikotin- und Koffeinabusus wünschten sich die Studierenden von der Fachhochschule eine Gelegenheit, um Sport zu treiben. Zusätzlich schlugen die Studierenden vor, dass die Dozenten ihnen informativ auch Alternativen zu dem Zigaretten- und Kaffeekonsum aufzeigen sollten.

9. Ergebnisdarstellung mit Ausblick auf Unterstützungsmöglichkeiten für Pflegeschulen und Fachhochschulen

Aufgrund der Ergebnisse der oben beschriebenen Moderationssitzung in Freckenhorst wird die Autorin im Folgenden einige Empfehlungen zur Entlastung der „Pflege Dual"-Studierenden aufzeigen. Dazu wird die Verfasserin zunächst die bereits positiven Bereiche erläutern und anschließend Empfehlungen für weitere Entlastungsmöglichkeiten sowohl durch die Fachhochschule als auch durch die Pflegeschulen geben.

Die Studierenden sahen von seiten der Fachhochschule Münster das Seminar in Freckenhorst als sehr hilfreich an, um konkrete Perspektiven für ihre berufliche Zukunft zu erlangen. Dies sollte für die folgenden Studiengruppen in ähnlicher Form beibehalten werden. Darüber hinaus sehen die Studierenden eine große Chance in den Wahlvertiefungen des sechsten und siebten Semesters an der Fachhochschule, da so jeder seinen persönlichen Schwerpunkt legen könne. Die Studierenden erhoffen sich durch die Wahlvertiefungen zusätzlich Stellenangebote in den Bereichen, in denen sie ihre individuellen Neigungen haben.

Da die ungewisse berufliche Zukunft für die Studierenden eine große Belastung darstellt, wäre es gut, wenn sowohl an der Fachhochschule, als auch an den Pflegeschulen über mögliche Arbeitsstellen informiert würde. Des Weiteren könnten die Dozenten an der Fachhochschule und die Lehrkräfte an den Pflegeschulen den „Pflege Dual"- Studierenden Gespräche über ihre berufliche Zukunft anbieten. Darüber hinaus wäre es schön, wenn in Kooperation mit der Fachhochschule, den Pflegeschulen und den derzeitigen „Pflege Dual"-Studenten eine Liste entwickelt werden könnte, in der potentielle Arbeitgeber aufgelistet sind.

Es wäre wünschenswert, wenn sich die Kommunikation zwischen der Fachhochschule und den Pflegeschulen noch weiter verbessern würde, besonders im Zusammenhang mit Abgabeterminen von Hausarbeiten, Prüfungsphasen und auch in Bezug auf den Ablauf von Prüfungstagen an der Fachhochschule. Durch eine bessere Absprache zwischen den Einrichtungen könnten die Studierenden ihr persönliches Zeitmanagement optimieren. Für die Studierenden könnte die Freistellung von der Stationsarbeit an ihren Prüfungstagen an der Fachhochschule eine große Entlastung sein.

Sehr positiv wäre es, wenn die Pausen sowohl an den Pflegeschulen als auch an der Fachhochschule etwas ruhiger gestaltet würden. Dazu könnten weitere Räumlichkeiten als Rückzugsmöglichkeit zur Verfügung gestellt werden. Das Einrichten eines Snoezelraums würde dazu einen besonderen Beitrag leisten.

Um der Zigarettensucht und dem Kaffeekonsum der Studierenden entgegen zu wirken, wäre es sinnvoll, wenn sowohl an den Pflegeschulen als auch an der Fachhochschule Informationen zum Thema Stressbewältigung gegeben würden. Dazu könnte man den Studierenden unterschiedliche Entspannungstechniken vorstellen oder sie über weitere Bewältigungsstrategien informieren. Es wäre schön, wenn den Studierenden sowohl an der Fachhochschule als auch an den Pflegeschulen die Möglichkeit für sportliche Aktivitäten zur Verfügung gestellt würde. Eine weitere Möglichkeit besteht für die Pflegeschulen darin, mit einem Fitnessstudio zu kooperieren, in dem die Auszubildenden einen geringeren Beitrag bezahlen müssten.

10. Fazit

Zusammenfassend lässt sich sagen, dass die „Pflege Dual"-Studierenden ganz unterschiedlichen psychischen und physischen Belastungen durch die Ausbildung an der Pflegeschule und das gleichzeitige Studium an der Fachhochschule Münster ausgesetzt sind. Bei den psychischen Belastungen nennen die Studierenden den Leistungsdruck und den Zeitdruck. Beides sind psychische Belastungen, die auch bei Kaluza (2012, S. 48) als sehr häufig in der heutigen Arbeitswelt beschrieben werden. Halten diese Belastungen über einen längeren Zeitraum an, so führt dies zu einer Reduktion der Merkfähigkeit (Litzcke, Schuh & Pletke, 2013, S. 19).

Die „Pflege Dual"-Studenten zählten bei den physischen Belastungen Müdigkeit, Ausgelaugt-Sein sowie Koffein- und Nikotinabusus auf. Diese physischen Belastungen führt Kaluza (2012, S. 11) auf die Stressreaktion im menschlichen Körper zurück, wenn der Stress über eine längere Zeit anhält. Bei Dauerstress kann es zu Schlafproblemen, Migräne und chronischer Müdigkeit kommen (Litzcke, Schuh & Pletke, 2013, S. 23 - 24). Darüber hinaus beschreibt Kaluza (2012, S. 37), dass durch Stress eine Alkohol- oder Zigarettensucht entstehen kann.

Die Studierenden erwähnen eine hohe Mehrfachbelastung durch die Ausbildung mit Präsenzzeiten an der Pflegeschule, das Arbeiten im Schichtdienst, die Notwendigkeit, in der knappen Freizeit die Studienbriefe zu lesen, die Teilnahme an den Vorlesungen an der Fachhochschule und darüber hinaus noch die zusätzlichen privaten Verpflichtungen. Die Studierenden beschrieben aber auch, dass sie bereits gute Bewältigungsstrategien entwickelt haben, um mit diesem Stress umzugehen. So nannten die „Pflege Dual"-Studierenden, dass sie ihr Zeitmanagement optimierten oder auch lernten, Prioritäten zu setzen. Diese Bewältigungsstrategien weisen darauf hin, dass die Studierenden über ein hohes Kohärenzgefühl verfügen, das sie vor Erkrankungen schützt.

Als sehr positiv schätzen die „Pflege Dual"-Studenten sowohl das Seminar in Freckenhorst als auch die im sechsten und siebten Semester anstehenden Wahlvertiefungen ein. Wesentlicher Grund dafür ist die große Unsicherheit über die Zukunftsperspektiven bei den Studierenden. Sie erhoffen, so neue Informationen und Perspektiven über künftige Arbeitsplätze zu erhalten. Für die Zukunft wäre es gut, wenn sowohl die Dozenten an der Fachhochschule als auch die Lehrkräfte an den Pflegeschulen mit den Studierenden über mögliche Arbeitsplatzangebote ins Gespräch kämen.

Zusätzlich wünschten sich die „Pflege Dual"-Studenten eine bessere Kommunikationsstruktur zwischen den Pflegeschulen und der Fachhochschule. Eine große Belastung sahen die

Studierenden darin, dass die Prüfungszeiten häufig an der Fachhochschule im selben Zeitraum wie an der Pflegeschule lagen. In diesem Zusammenhang wäre eine bessere Abstimmung der Termine der Einrichtungen untereinander wünschenswert. Außerdem klagten einige Studierende darüber, dass sie an den Tagen, an denen sie an der Fachhochschule eine Klausur schrieben, vorher oder hinterher auf den Stationen arbeiten mussten. Um den Studierenden hier ein bisschen mehr Ruhe und Erholung zu ermöglichen, wäre es schön, wenn die Studierenden für die Prüfungstage an der Fachhochschule von dem Stationsdienst freigestellt werden könnten.

Eine weitere Belastung für die Studierenden war, dass die Pflegekräfte auf den Stationen, auf denen sie ihre Einsätze hatten, oft nichts über das „Pflege Dual"-Studium wussten. Den Studierenden wurden dadurch zum Teil Aufgaben übertragen, die sie überforderten. Es wäre gut, wenn die kooperierenden Pflegeschulen diesem Problem durch Informationen über den Studiengang im Rahmen von Praxisanleitertreffen begegnen würden, so dass die Praxis-anleiter auch ihre Kollegen darüber informieren können.

Um die Studierenden bei der Stressbewältigung zu unterstützen, könnten sowohl die Pflegeschulen als auch die Fachhochschule Münster über Stressbewältigungsstrategien und Entspannungstechniken informieren. Zusätzlich wäre es gut, wenn die Pausen an den Pflegeschulen und an der Fachhochschule ruhiger gestaltet oder Rückzugsmöglichkeiten zur Verfügung gestellt würden. Auf besondere Zustimmung würde das Einrichten eines Snoezel-raums stoßen.

Zum Schluss bleibt festzuhalten, dass die „Pflege Dual"-Studenten ganz unterschiedlichen psychischen und physischen Belastungen ausgesetzt sind und dass die Studierenden in Teilbereichen auch schon gute Bewältigungsstrategien entwickelt haben, um diese zu kompensieren. Die vorgenommenen Erhebungen haben dabei keine Unterschiede in Bezug auf die psychischen und physischen Belastungen hervorgebracht, die mit den verschiedenen Pflegeschulen in Verbindung zu bringen sind, so dass von einem einheitlichen und repräsentativen Ergebnis ausgegangen werden kann. Trotzdem bleibt festzuhalten, dass sowohl von seiten der Fachhochschule Münster als auch von den Pflegeschulen noch einiges zu tun ist, um eine Entlastung der Studierenden zu erreichen. Besonders wichtig dabei ist eine bessere Kommunikation zwischen den beteiligten Einrichtungen, um konkrete Absprachen zum Wohle der „Pflege Dual"-Studenten zu treffen.

Literaturverzeichnis

Antonovsky, A. (1997). *Salutogenese Zur Entmystifizierung der Gesundheit.* (Deutsche Herausgabe von A. Franke). Tübingen: Deutsche Gesellschaft für Verhaltenstherapie.

Baumann, R., Frei, M. & Köllner, V. (1998). Ressourcennutzung als Qualitätssicherungsfaktor. In W. Schüffel, U. Brucks, R. Johnen, V. Köllner, F. Lamprecht & U. Schnyder (Hrsg.), *Handbuch der Salutogenese.* (S. 163 - 176). Wiesbaden: Ullstein Medical.

Bengel, J., Strittmatter, R. & Willmann, H. (2001). Was erhält Menschen gesund? Antonovskys Modell der Salutogenese – Diskussionsstand und Stellenwert. In Bundeszentrale für gesundheitliche Aufklärung (Hrsg.), *Forschung und Praxis der Gesundheitsförderung, Bd. 6* (S. 1 – 173). Köln: Bundeszentrale für gesundheitliche Aufklärung.

Brucks, U. (1998). Salutogenese – der nächstmögliche Schritt in der Entwicklung medizinischen Denkens?. In W. Schüffel, U. Brucks, R. Johnen, V. Köllner, F. Lamprecht & U. Schnyder (Hrsg.), *Handbuch der Salutogenese.* (S. 23 - 36). Wiesbaden: Ullstein Medical.

Fachbereich Pflege und Gesundheit der Fachhochschule Münster (Hrsg.), (2013). *Informationsflyer zum Bachelorstudiengang Pflege dual an der Fachhochschule Münster.* Münster: Fachbereich Pflege und Gesundheit der Fachhochschule Münster.

Kaluza, G. (2012). *Gelassen und sicher im Stress Das Stress Kompetenz-Buch – Stress erkennen, verstehen, bewältigen.* (4. Überarbeitete Auflage). Berlin: Springer.

Litzcke, S., Schuh, H. & Pletke, M. (2013). *Stress, Mobbing, Burn-out am Arbeitsplatz.* (6. Vollständig überarbeitete Auflage). Berlin: Springer.

Maoz, B. (1998). Salutogenese – Geschichte und Wirkung einer Idee. In W. Schüffel, U. Brucks, R. Johnen, V. Köllner, F. Lamprecht & U. Schnyder (Hrsg.), *Handbuch der Salutogenese.* (S. 13 - 22). Wiesbaden: Ullstein Medical.

Meyers Lexikonredaktion (Hrsg.). (1999a). Meyers großes Taschenlexikon in 25 Bänden – pant - pret. (7. Auflage). Mannheim: Bibliographisches Institut & F. A. Brockhaus. (S. 176).

Meyers Lexikonredaktion (Hrsg.). (1999b). Meyers großes Taschenlexikon in 25 Bänden – preu - riy. (7. Auflage). Mannheim: Bibliographisches Institut & F. A. Brockhaus. (S. 53).

Moers, M., Schöniger, U., Böggemann, M. (2012). Duale Studiengänge – Chancen und Risiken für die Professionalisierung der Pflegeberufe und die Entwicklung der Pflegewissenschaft. *Pflege und Gesellschaft, 17*, S. 232–248.

Neuland, M. (1995). *Neuland-Moderation.* Eichenzell: Neuland – Verlag für lebendiges Lernen.

Poppelreuter, S. & Mierke, K. (2005). *Psychische Belastungen am Arbeitsplatz Ursachen – Auswirkungen – Handlungsmöglichkeiten.* (2. Vollständig überarbeitete Auflage), Berlin: Erich Schmidt Verlag.

Poser, M. (2014). Rahmenmodell von Gesundheit: das Konzept der Salutogenese von Aaron Antonovsky. In Fachhochschule Münster, Fachbereich Pflege und Gesundheit (Hrsg.), *Studienbrief 1-2014 Grundlagen der Pflege A Gesundheitsförderung Pflegerische Assessmentverfahren.* (S. A-4 – A-15). Münster: Fachbereich Pflege und Gesundheit der Fachhochschule Münster.

Richter, K., Rogalski, H. & Oppermann, R. (2008). Dualer Bachelor-Studiengang Innovative Ausbildungsstrukturen für eine zukunftsgerichtete Pflege. *Die Schwester Der Pfleger,* 47 (Heft 7), (S. 660 – 662). Melsungen: Bibliomed Medizinische Verlagsgesellschaft.

Sack, M. & Lamprecht, F. (1998). Forschungsaspekte zum „Sense of Coherence". In W. Schüffel, U. Brucks, R. Johnen, V. Köllner, F. Lamprecht & U. Schnyder (Hrsg.), *Handbuch der Salutogenese.* (S. 326 - 336). Wiesbaden: Ullstein Medical.

Schneider, K. (2001). Feedback, Reflexion, Transfer. In K. Schneider (Hrsg.), *Moderationsprozess Grundlagen für Lehr- und Führungskräfte* (S. 40 - 47). Brake: Prodos.

Schwermann, M. (2012). *Konzept zum Aufbau und zur Umsetzung des Lerncoachings für die Studierenden des Studiengangs BA Pflege dual,* Münster: Fachbereich Pflege und Gesundheit der Fachhochschule Münster.

Schwermann, M. & Ostermann, R. (2013). Der Studiengang „Pflege dual" an der Fachhochschule Münster Ein reflective practitioner in einem multidisziplinären Team. *Pflegezeitschrift,* 66 (Heft 5), (S. 274 – 277). Stuttgart: Kohlhammer.

Seifert, J. W. (2011). *Moderieren In 30 Minuten wissen Sie mehr!.* (9. überarbeitete Auflage). Offenbach: GABAL Verlag.

Stamm, A. (2001). Ankommen / Orientieren, Themen sammeln. In K. Schneider (Hrsg.), *Moderationsprozess Grundlagen für Lehr- und Führungskräfte* (S. 22). Brake: Prodos.

11.Anhang

A: Dramaturgiebogen

Seminarthema: Psychische & physische Belastungen und die Bewältigungsstrategien der „Pflege Dual"-Studierenden 2016

Moderatorin: Sarah Wuttke

Ort: Landschulheim Freckenhorst

Datum: 09.04.2014

Teilnehmerzahl: 22 Teilnehmer

Anfangszeit: 16.30 Uhr

Endzeit: 18.00 Uhr

Zeit Pro Schritt	Moderations-phasen	Ziele	Moderations-methoden	Handlungsschritte des Moderators	Sozialformen	Material
Ca. 10 Min.	Phase I Ankommen/ Orientieren	- Einen positiven Einstieg in die Moderationssitzung herstellen - erfahren, wie es den „Pflege Dual"-Studierenden geht - feststellen, wie motiviert die „Pflege	- Einpunkt-abfrage	- die „Pflege Dual"-Studierenden begrüßen - stellt sich und die Ziele der Moderationssitzung vor - erklärt, dass jeder zwei Punkte erhält, sich mit diesen auf dem Flipchart verorten soll, dass die Punkte nicht zerrissen werden dürfen und dass die	- Plenum	- 2 Flipchart (mit Smileys und mit Wettersymbolen) - 50 rote Klebepunkte

Zeit Pro Schritt	Moderations- phasen	Ziele	Moderations- methoden	Handlungsschritte des Moderators	Sozialformen	Material
		Dual"-Studierenden sind, an der Exkursion teilzunehmen		Studierenden nur in den Feldern und nicht auf den Linien punkten dürfen - verteilt die roten Klebepunkte - bittet die Studierenden, am Flipchart zu punkten, wie es ihnen geht und wie motiviert sie sind, an der Exkursion teilzunehmen - zählt die Punkte aus und präsentiert den Studierenden das Ergebnis		
Ca. 20 Min.	Phase II Themen sammeln	- erfahren, welches die größten psychischen und physischen Belastungen der Studierenden sind	- Karten- abfrage	- erklärt, dass die Studierenden in den nächsten 15 Minuten ihre größten psychischen und physischen Belastungen auf Moderationskarten festhalten sollen - verteilt die Moderationsstifte	- Einzelarbeit	- 2 Wand- zeitungen (jeweils eine zu psychischen und zu physischen Belastungen) - 25

Zeit Pro Schritt	Moderations-phasen	Ziele	Moderations-methoden	Handlungsschritte des Moderators	Sozialformen	Material
				und Moderationskarten entsprechend der Ausbildungsstätten der Studierenden - gelbe Moderatioskarten für die Studierenden der Gesundheits- und Krankenpflegeschule am Franziskus Hospital, Münster - grüne Moderatioskarten für die Studierenden der Evangelischen Ausbildungsstätte für pflegerische Berufe e.V., Münster - blaue Moderatioskarten für die Studierenden der Katholischen Schule für Gesundheits- und Pflegeberufe, Dortmund - orangene Moderatioskarten für		Moderations-stifte - 60 gelbe Moderations-karten - 60 grüne Moderations-karten - 60 blaue Moderations-karten - 60 orangene Moderations-karten - Ca. 20 Moderations-stifte - Stecknadeln - 2 Stellwände

Zeit Pro Schritt	Moderations-phasen	Ziele	Moderations-methoden	Handlungsschritte des Moderators	Sozialformen	Material
				die Studierenden des Westfälischen Ausbildungsinstituts für Gesundheitsberufe in Lünen - steht für Rückfragen zur Verfügung - sammelt die beschrifteten Moderationskarten ein, präsentiert die Ergebnisse und heftet diese an die entsprechende Stellwand		
Ca. 10 Min.	Phase III Thema auswählen	- jeweils drei psychische und physische Belastungen in Erfahrung bringen, zu denen die Studierenden in der vierten Moderationsphase	- Mehrpunkt-abfrage	- verteilt an jeden Studenten sechs rote Klebepunkte - bittet die Studierenden, jeweils nach persönlicher Relevanz drei Klebepunkte den psychischen und den physischen Belastungen zuzuordnen - zählt die Punkte aus und	- Einzelarbeit	- 2 Wand-zeitungen mit den erhobenen Belastungen (jeweils eine zu psychischen und zu physischen Belastungen)

Zeit Pro Schritt	Moderations-phasen	Ziele	Moderations-methoden	Handlungsschritte des Moderators	Sozialformen	Material
		mögliche Unterstützungs-möglichkeiten suchen sollen		präsentiert das Ergebnis		- 250 rote Klebepunkte - 2 Stellwände - Stecknadeln
Ca. 30 Min.	Phase IV Thema bearbeiten	- Unterstützungs-möglichkeiten aus Sicht der Studierenden vonseiten der Pflegeschule und der Fachhochschule erheben	- Zwei-Felder-Tafel	- teilt die Gruppe an Hand von Smileys (Smiley mit Denkblase → physische Belastungen; Smiley mit Lupe → psychische Belastungen) in zwei gleichgroße Gruppen ein - bittet die Studierenden, in den nächsten 30 Minuten Unterstützungsmöglichkeiten von seiten der Pflegeschule und der Fachhochschule auf den Wandzeitungen festzuhalten entsprechend den jeweils drei häufigsten Belastungen - bittet die Studierenden, die	- Gruppen-arbeit (2 Gruppen mit jeweils 12 Studierenden)	- 2 Wand-zeitungen (jeweils eine zu psychischen und zu physischen Belastungen) - 4 schwarze Moderations-stifte - 2 Stellwände - Stecknadeln - 28 Smileys (14 mit Lupe und 14 mit Denkblase) - Süßigkeiten

Zeit Pro Schritt	Moderations-phasen	Ziele	Moderations-methoden	Handlungsschritte des Moderators	Sozialformen	Material
				Lösungsmöglichkeiten mit „P" für Pflegeschule, „F" für Fachhochschule und „I" für „ICH" zu kennzeichnen - steht für Fragen zu Verfügung und stellt beiden Gruppen ein paar Süßigkeiten zur Motivation hin - bittet die Gruppen, ihre Ergebnisse zu präsentieren		
Entfällt	Phase V Maßnahmen-planung	- Maßnahmen planen, die die Studierenden während des „Pflege Dual"-Studiums entlasten sollen		- Inhalt der Bachelorarbeit		
Ca. 15 Min.	Phase VI Abschließen	- Wünsche der Studierenden für ihr weiteres Studium in Erfahrung bringen	- Edelstein-methode	- bittet die Studierenden, im Stuhlkreis Platz zu nehmen - reicht eine Schatztruhe herum und bittet die Studierenden	- Plenum	- Schatzkiste - 70 Edelsteine

Zeit Pro Schritt	Moderations- phasen	Ziele	Moderations- methoden	Handlungsschritte des Moderators	Sozialformen	Material
		- Abschluss der Moderationssitzung		einen Edelstein auszuwählen und anschließend daran fest zu machen, was sie sich für ihr weiteres Studium wünschen - bedankt sich für die gute Mitarbeit und wünscht den Studierenden noch eine gute Exkursion - verabschiedet sich von den Studierenden		

50

B Fotos:

B 1: Einpunktabfrage zum Einstieg „Wie geht es Ihnen heute?"

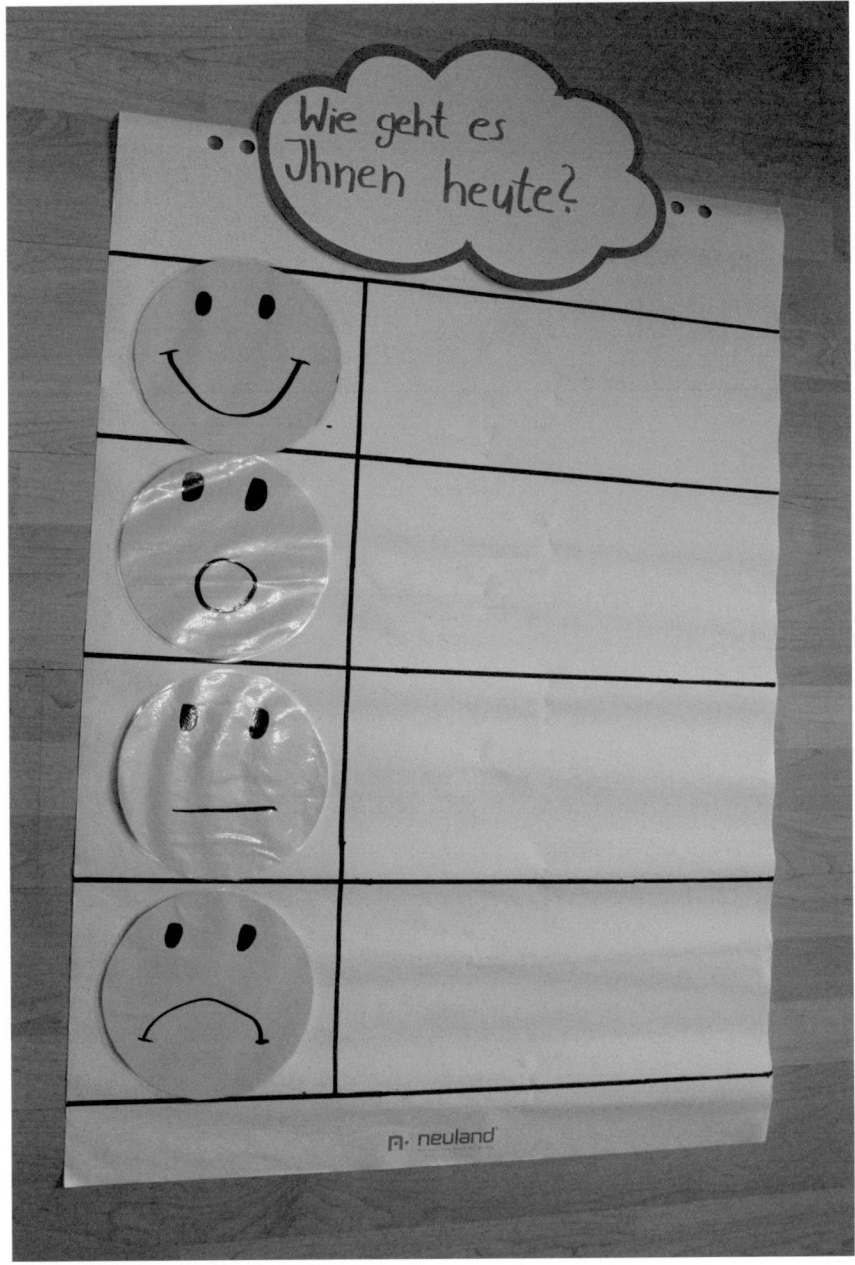

B 2: Einpunktabfrage zum Einstieg „Wie motiviert sind Sie, an der Exkursion teilzunehmen?"

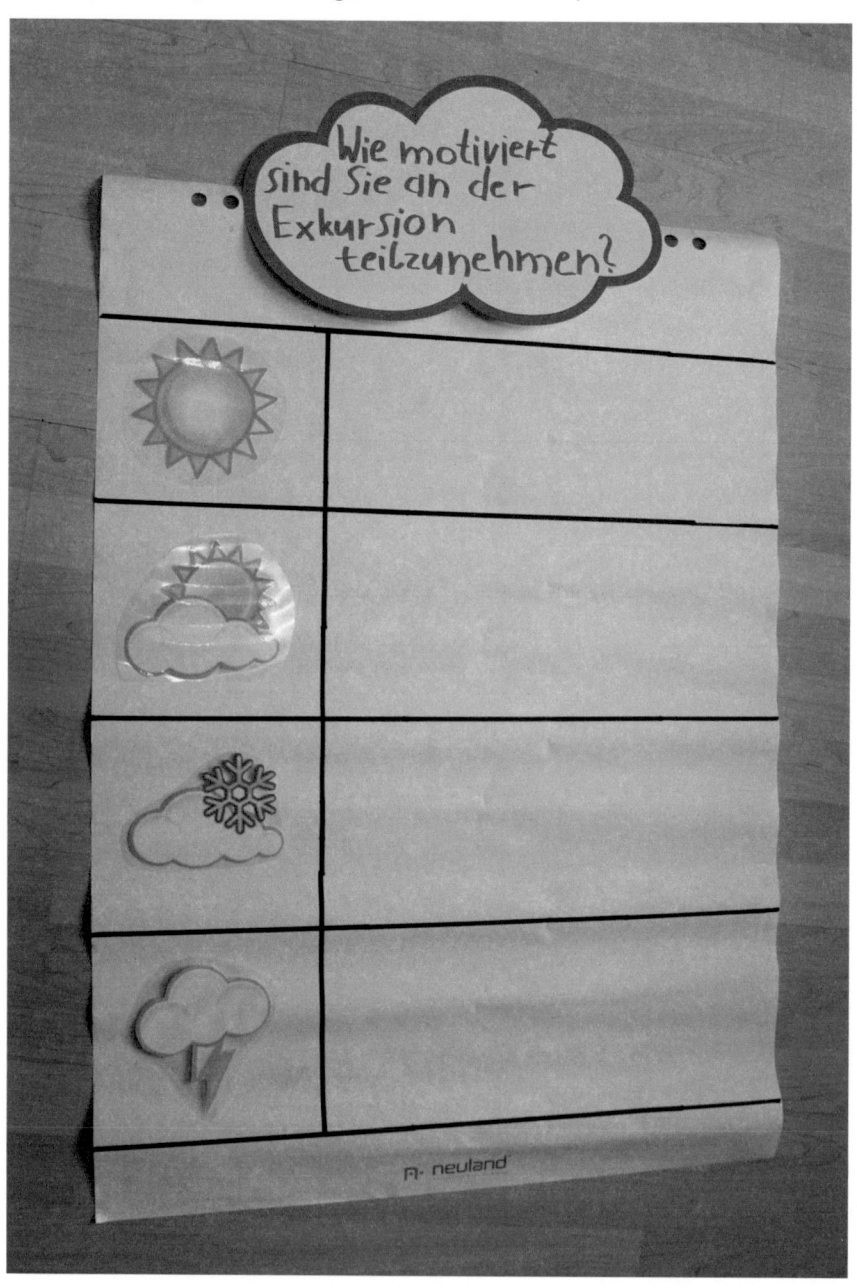

B 3: Ausgefüllte Einpunktabfrage „Wie geht es Ihnen heute?"

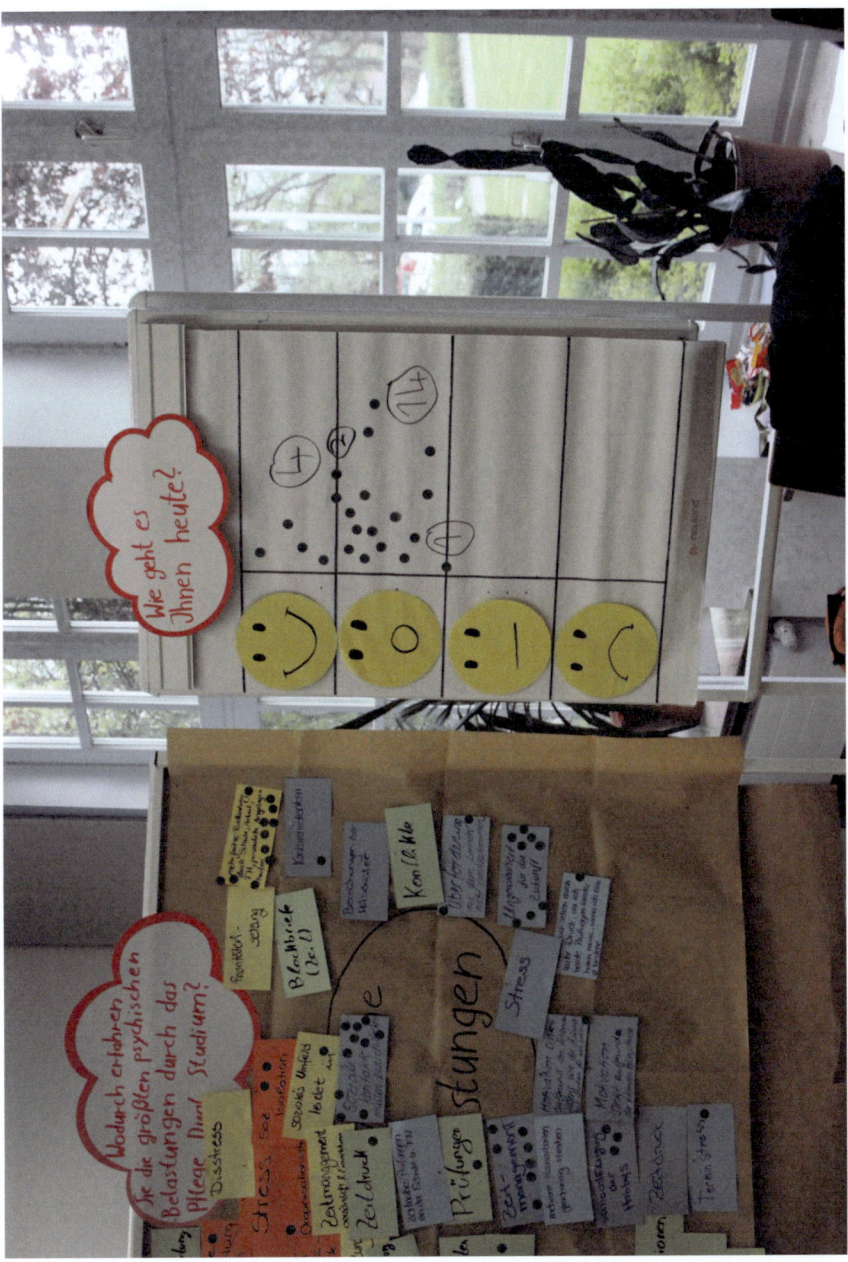

B 4: Ausgefüllte Einpunktabfrage „Wie motiviert sind Sie, an der Exkursion teilzunehmen?"

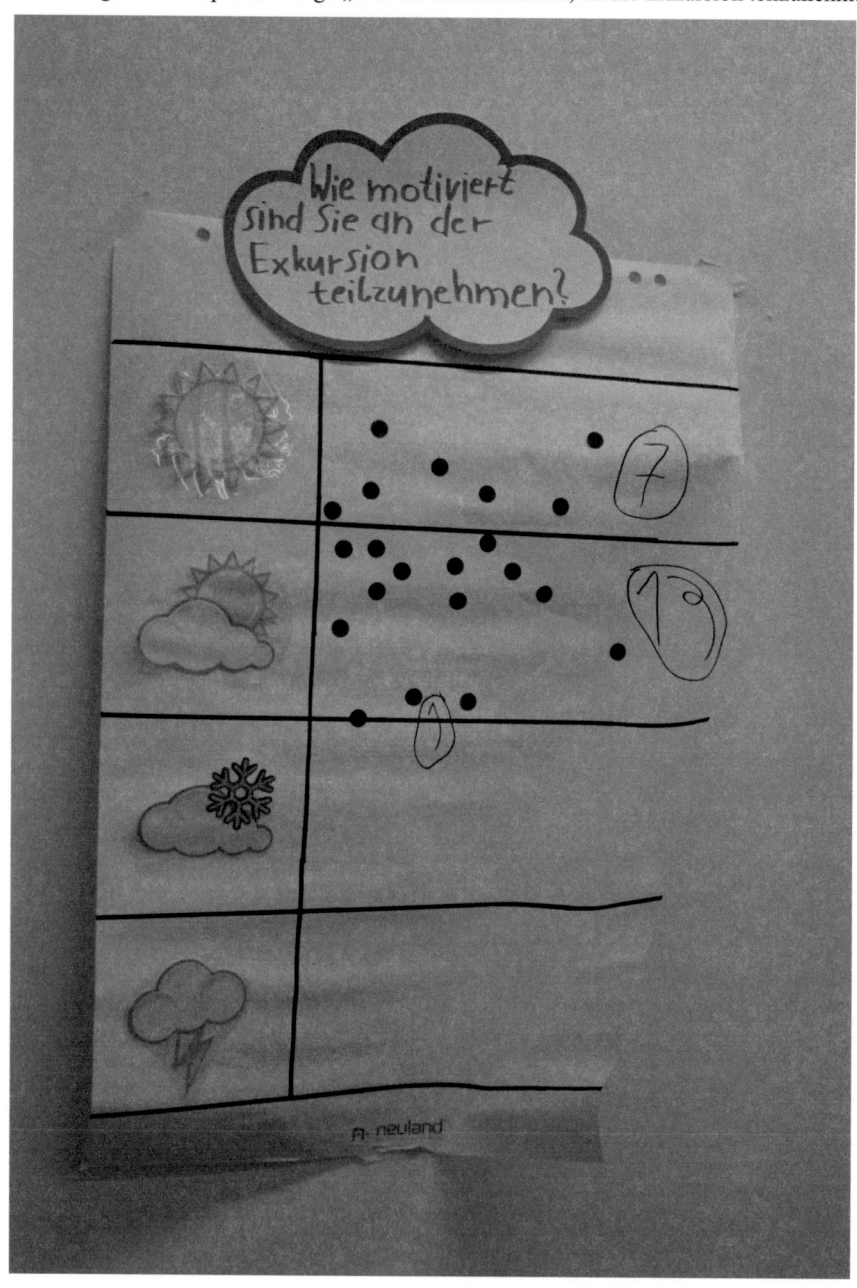

B 5: Wandzeitung für die Kartenabfrage zu den größten psychischen Belastungen

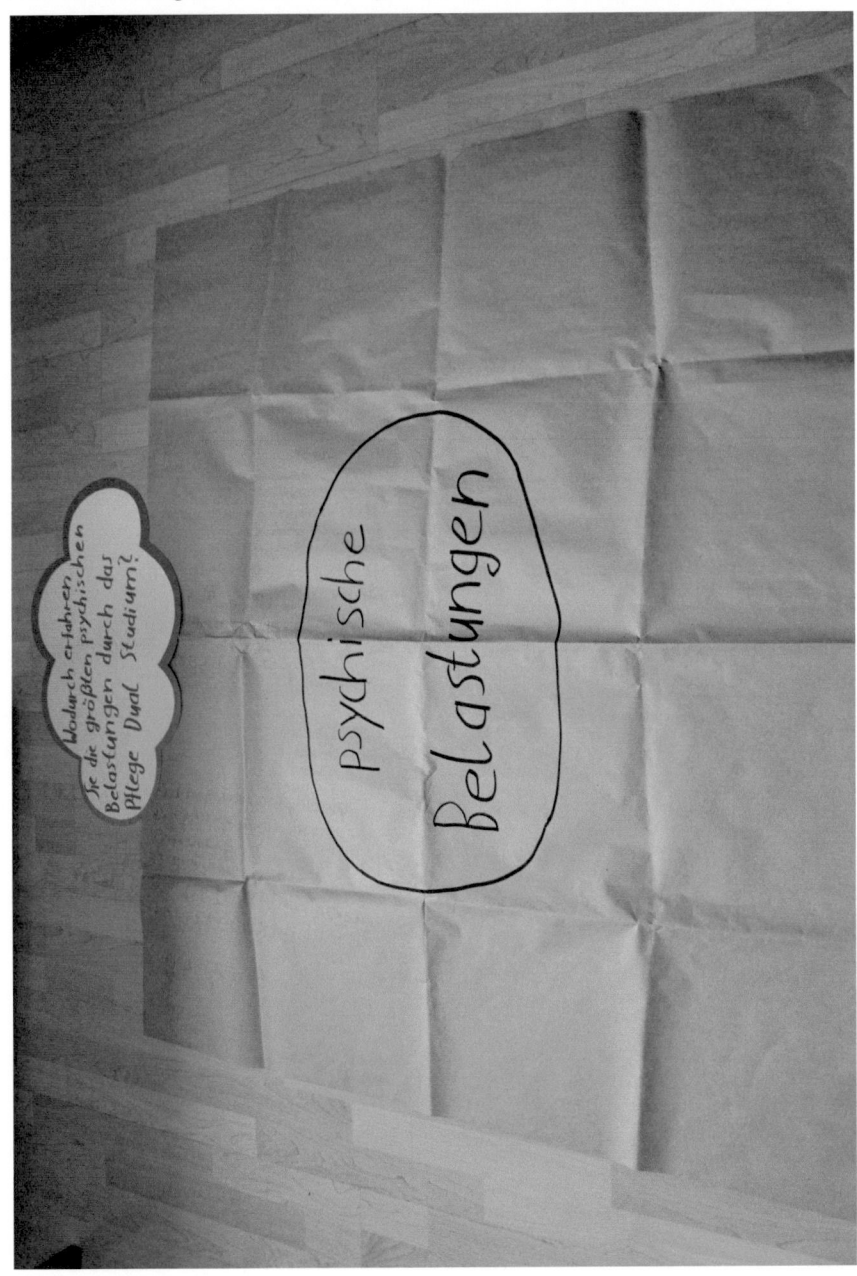

B 6: Wandzeitung für die Kartenabfrage zu den größten physischen Belastungen

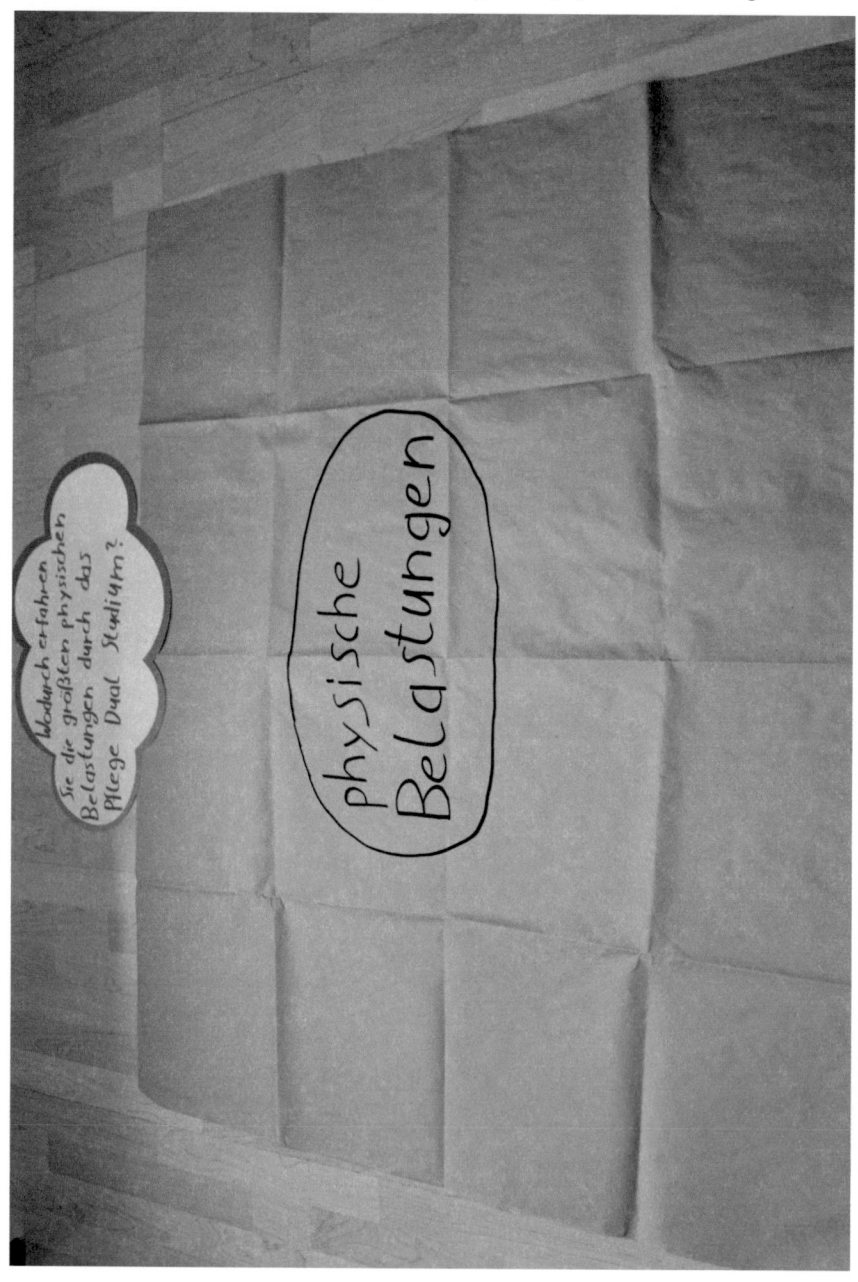

B 7: Kartenabfrage zu den psychischen Belastungen mit Ergebnissen der Mehrpunktabfrage

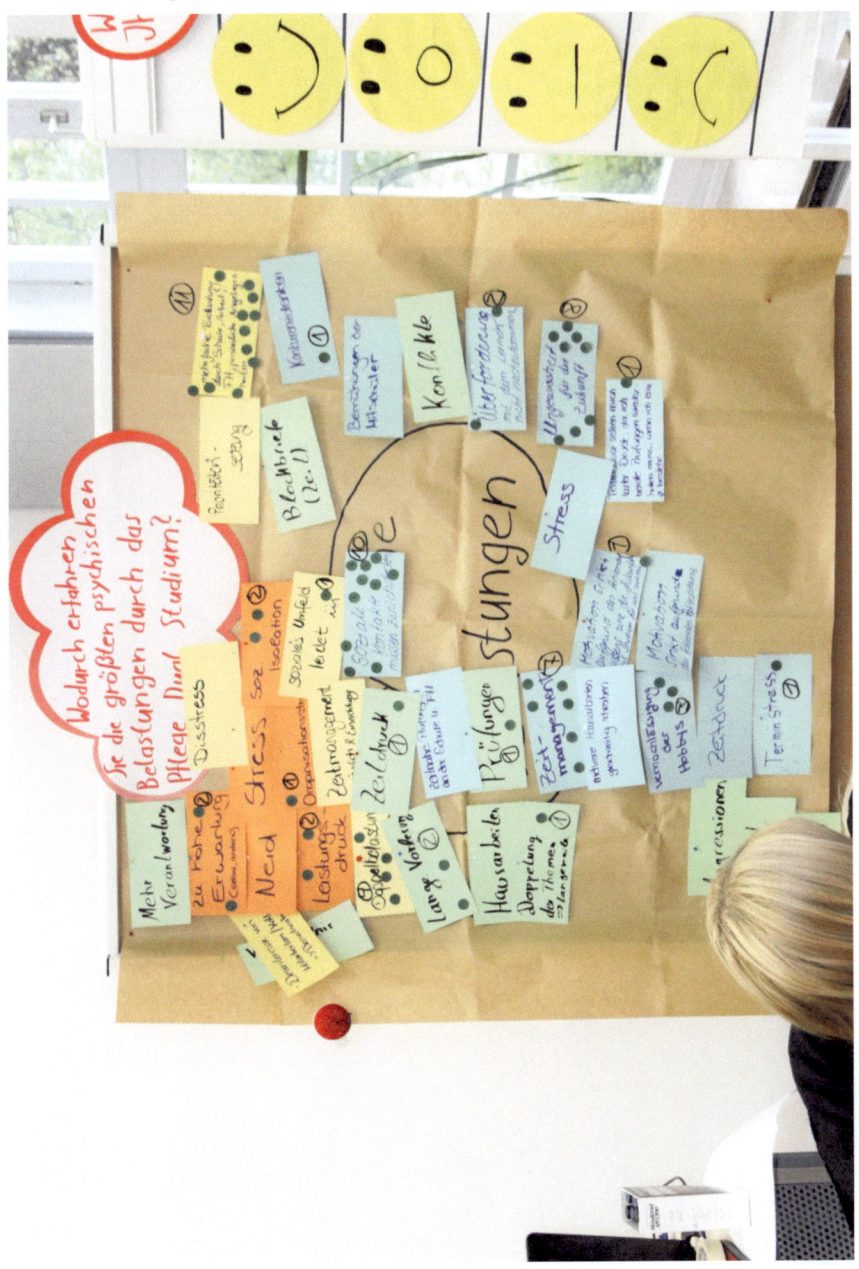

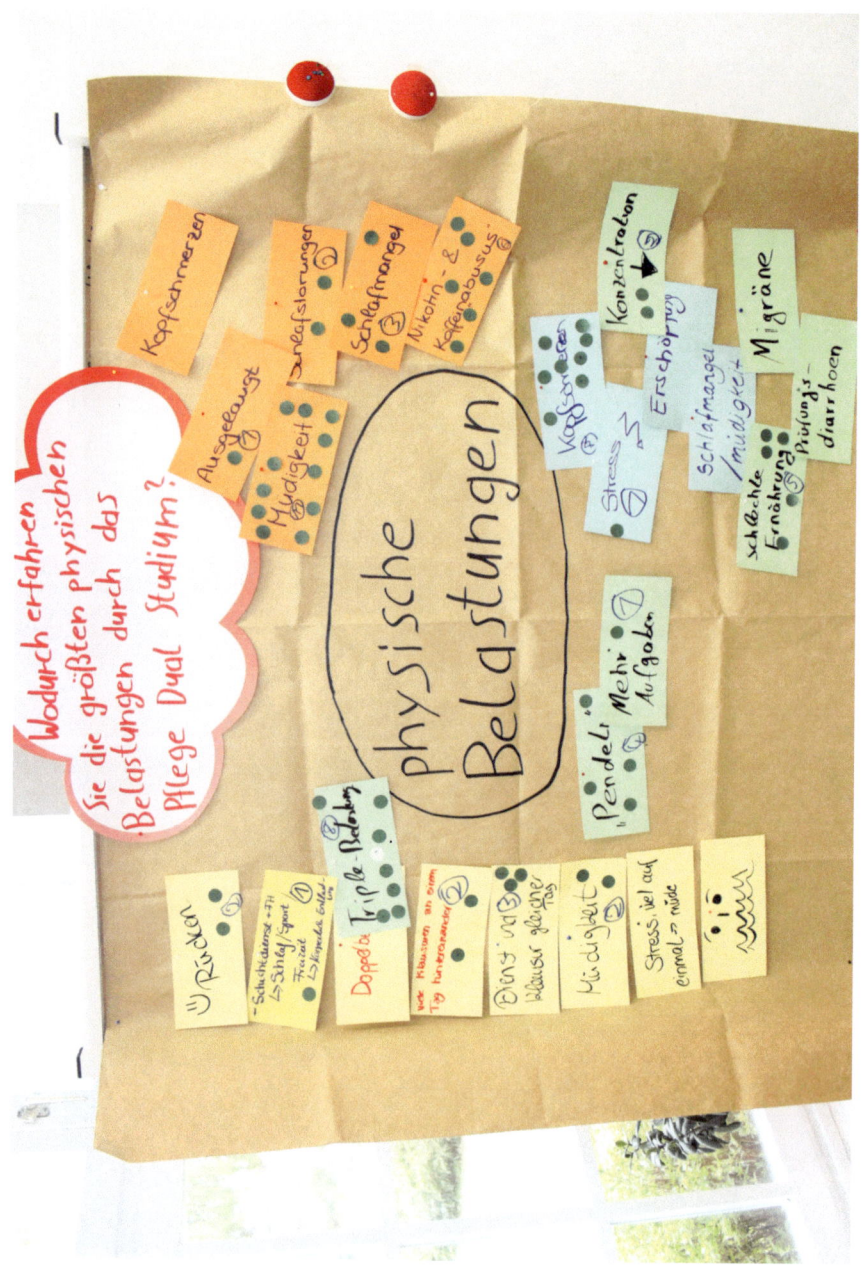

B 9: Lose mit Smyleys zum Einteilen der Gruppenarbeit

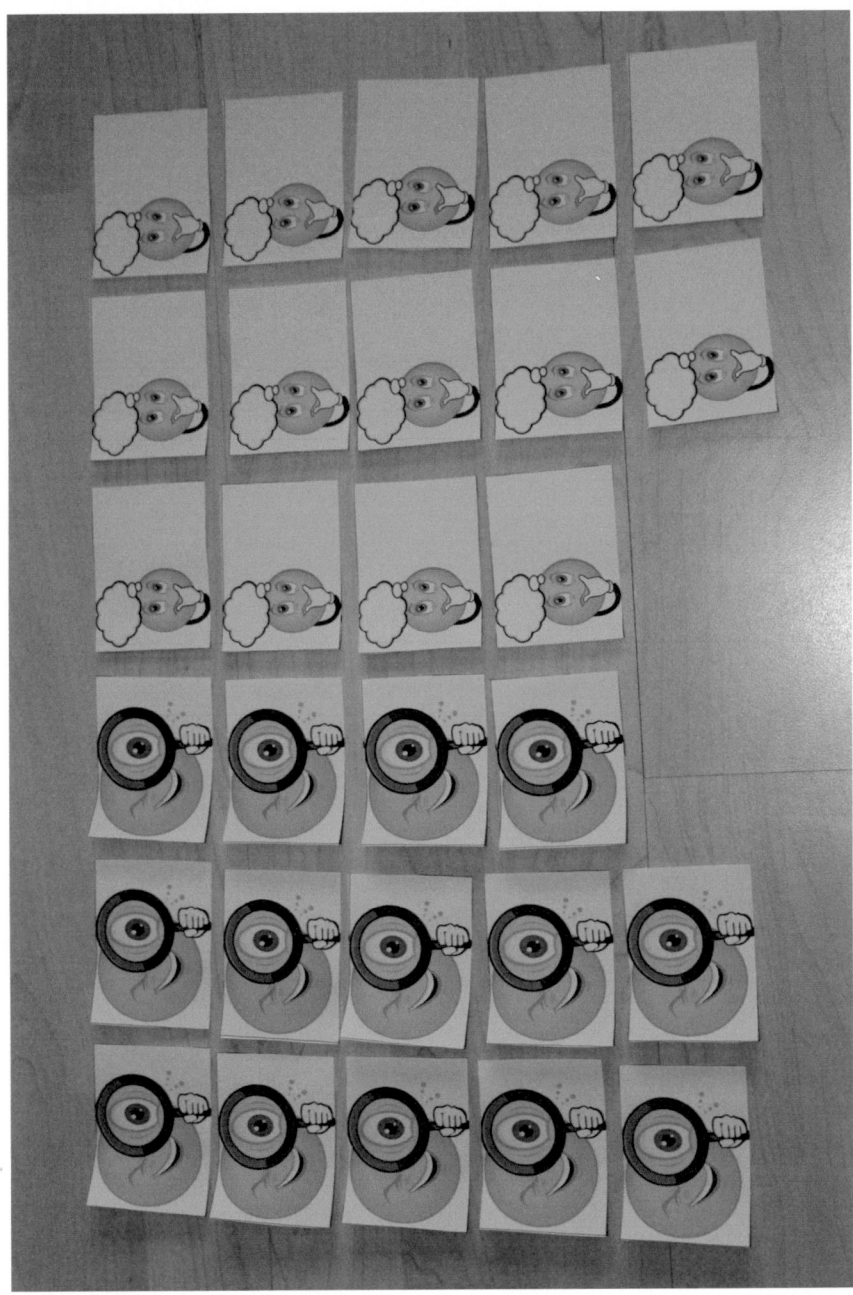

B 10: Zwei-Felder-Tafel zu den psychischen Belastungen

Welche Unterstützungsmöglichkeiten wünschen Sie sich?

Problem	Ursache	Lösungsmöglichkeiten (UH/FH/PFLEGESCHULE)
1. Mehrfachbelastung	Arbeiten, Lernen, Freizeitgestaltung	- Zeitmanagement (U,F) - bessere Organisation/Struktur (U,F,P) - bessere Kommunikation zu den verschiedenen Institutionen (U,F,P) - Prioritäten setzen (U) - Stressbewältigungsstrategien (U)
2. Soziale Kontakte müssen zurückstecken	Mehrfachbelastung → Zeitmangel	- s.o. - Termine machen „sich Zeit nehmen" (U) - Aufklärung (U)
3. Ungewissheit für die Zukunft	Erststudiengang	- mehr Eigeninitiative - Gespräche (U,F,P) - Konzepte entwickeln (U,P,F) - Informationsstrukturen verbessern (U,P,F) - Seminar Treckennorst (U,P,F) - Wahlvertiefung (U,F)

B 11: Zwei-Felder-Tafel zu den physischen Belastungen